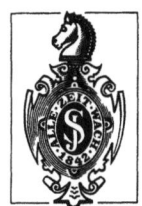

Pädiatrie: Weiter- und Fortbildung
Herausgegeben von H. Ewerbeck

Infektionskrankheiten

Redaktion: O. Vivell

Unter Mitarbeit von
F. Bläker D. Feist W. Klietmann
Th. Luthardt W. Weihmann E. Zillessen

Springer-Verlag
Berlin Heidelberg New York 1980

Herausgeber

Prof. Dr. Hans Ewerbeck
Kinderkrankenhaus der Stadt Köln, Amsterdamer Straße,
D-5000 Köln 60 (Riehl)

Redakteur

Prof. Dr. O. Vivell
Kinderklinik der Krankenanstalten, Karl-Wilhelm-Straße 1,
D-7500 Karlsruhe 1

ISBN-13:978-3-540-10108-6   e-ISBN-13:978-3-642-67677-2
DOI: 10.1007/978-3-642-67677-2

CIP-Kurztitelaufnahme der Deutschen Bibliothek. Infektionskrankheiten / Red.: O.
Vivell. Unter Mitarb. von F. Bläker ... - Berlin, Heidelberg, New York: Springer, 1980.
(Pädiatrie)
ISBN-13:978-3-540-10108-6

NE: Vivell, Oskar (Red.); Bläker, Felix (Mitarb.)

Das Werk ist urheberrechtlich geschützt. Die dadurch begründeten Rechte, insbesondere die der Übersetzung, des Nachdruckes, der Entnahme von Abbildungen, der Funksendung, der Wiedergabe auf photomechanischem oder ähnlichem Wege und der Speicherung in Datenverarbeitungsanlagen bleiben, auch bei nur auszugsweiser Verwertung, vorbehalten. Bei Vervielfältigung für gewerbliche Zwecke ist gemäß § 54 UrhG eine Vergütung an den Verlag zu zahlen, deren Höhe mit dem Verlag zu vereinbaren ist.

© by Springer-Verlag Berlin Heidelberg 1980

Die Wiedergabe von Gebrauchsnamen, Handelsnamen, Warenbezeichnungen usw. in diesem Werk berechtigt auch ohne besondere Kennzeichnung nicht zu der Annahme, daß solche Namen im Sinne der Warenzeichen- und Markenschutz-Gesetzgebung als frei zu betrachten wären und daher von jedermann benutzt werden dürften.

Herstellung: Oscar Brandstetter Druckerei KG, 62 Wiesbaden
2125/3140-543210

Vorwort

Da die enorme Zunahme medizinischer Information jetzt auch in der Kinderheilkunde dazu geführt hat, daß das fachärztliche Wissen etwa alle acht Jahre zur Hälfte erneuerungsbedürftig ist, neigen viele Kollegen zur Resignation. Die offensichtliche Unmöglichkeit alle neuen Erkenntnisse schnell zu verarbeiten, führt zu einer Art Informationsabwehr. Man zieht sich auf die „eigenen Erfahrungen" zurück und beruhigt sein Gewissen durch die Annahme einer simplifizierten, oft durch bestimmte Interessenkreise manipulierten Fortbildung.
Das Bedürfnis nach laufender Fortbildung und nach Übersicht über das eigene Fachgebiet sollte aber nicht erlahmen. Unsere Fortbildung sollte nicht nur dem Zufall überlassen bleiben. Allerdings ist es auch dem Fortbildungswilligen heute neben seiner Tätigkeit in Klinik und Praxis kaum mehr möglich, aus dem Meer der Informationen das Wichtigste alleine herauszusuchen.
In dieser Lage bietet diese Reihe eine Hilfe an. Zahlreiche in der Kinderheilkunde auf Spezialgebiete konzentrierte Kollegen haben sich bereit erklärt, aus ihrem Fachgebiet für die Fortbildungswilligen die wichtigsten Fortschritte für Klinik und Praxis zu selektionieren, so daß sich der Leser auf ihr Fachwissen stützen kann.
Verlag und Herausgeber bemühen sich zusätzlich, diese Informationen so darzubieten, daß man sie ohne Zeitverlust und ohne die Lektüre unwesentlicher Einzelheiten aufnehmen und sich einprägen kann. Diese Fortschrittsberichte sollen in unregelmäßigen Abständen erscheinen und aus allen Spezialgebieten der Kinderheilkunde in gedrängter und systematischer Form das Wichtigste zur Darstellung bringen.

Heidelberg, Juni 1980   H. Ewerbeck

Vorwort

Für die erste Übersicht über Infektionskrankheiten wurden die folgenden Themen ausgewählt:
- Virusenteritiden,
- infektiöse Hepatitis,
- Tollwut,
- infektiöse Mononucleose,
- Cytomegalie,
- Yersiniose.

Die Bedeutung der Viren als Ursache von kindlichen Enteritiden ist erst in den letzten Jahren gründlich erforscht worden. Bei der Tollwut, die sich als Tierseuche zunehmend ausgebreitet hat und dadurch auch den Menschen bedroht, gibt es neue prophylaktische therapeutische Möglichkeiten.
Die Schleier, die lange über der Hepatitisforschung lagen, beginnen sich zunehmend zu lichten. Die infektiösen Erkrankungen durch Herpes-Viren konnten nach Entdeckung des EB- und CM-Virus sowohl diagnostisch wie in ihrem klinischen Spektrum weiter geklärt werden. Erste Ansätze für die Entwicklung von Impfstoffen sind erkennbar.
Auf dem Gebiet der bakteriellen Erkrankungen wurde die Yersiniose ausgewählt, weil sie als Infektion zunehmende Bedeutung erlangt hat.
Wir hoffen, daß die Auswahl der Themen für diesen Band dem Informationsbedürfnis unserer Leser entgegenkommt.

Karlsruhe, Juni 1980 O. Vivell

Inhaltsverzeichnis

1 Virusenteritis durch Rota-Viren (W. Weihmann) . 1

1.1 Definition 1
1.2 Experimentelle Ergebnisse 1
1.3 HRV-Infektionen beim Menschen 3

2 Infektiöse Hepatitis (D. Feist) 10

2.1 Nachweis der Hepatitisviren 10
2.2 Neue Erkenntnisse zur Hepatitis A 11
2.3 Neue Erkenntnisse zur Hepatitis B 12

3 Anwendung von Immunglobulinpräparaten zur Hepatitisprophylaxe (F. Bläker) 25

3.1 Vorbemerkungen 25
3.2 Grundlagen der Hepatitisprophylaxe 26

4 Tollwut (W. Klietmann) 31

4.1 Epidemiologie 31
4.2 Ätiologie 32
4.3 Pathogenese 32
4.4 Klinik 33
4.5 Diagnose 35
4.6 Therapie 36
4.7 Übertragung der Tollwut von Mensch zu Mensch – Quarantäne 43
4.8 Meldepflicht 43

5 Infektiöse Mononucleose (IM) (Th. Luthardt) . . . 45

6 Cytomegalie (Th. Luthardt) 47

7 Yersiniosen im Kindesalter (E. Zillessen) 53

7.1 Vorkommen, Häufigkeit, Klinik 53
7.2 Infektionsquellen, Infektionswege, Immunität . . 78
7.3 Spezielle bakteriologische und serologische Diagnostik 84
7.4 Pathogenese, Modellversuche, Histologie 87
7.5 Prognose und Therapie 93

Mitarbeiterverzeichnis

Prof. Dr. F. Bläker
Universitäts-Krankenhaus Eppendorf, Kinderklinik, Martinistraße 52, D-2000 Hamburg 20

Priv.-Doz. Dr. D. Feist
Klinikum der Universität Heidelberg, Kinderklinik, Im Neuenheimer Feld 150, D-6900 Heidelberg

Priv.-Doz. Dr. W. Klietmann
Institut für Labormedizin, Goethestraße 1, D-4130 Moers 1

Prof. Dr. Th. Luthardt
Stadtkrankenhaus Worms, Kinderklinik, Johanniterstraße, D-6520 Worms

Dr. W. Weihmann
Städtisches Krankenhaus Pforzheim, Kinderklinik, Postfach 1680, D-7530 Pforzheim

Dr. E. Zillessen
Krankenhaus Bruchsal, Gutleutstraße 9, D-7520 Bruchsal

1 Virusenteritis durch Rota-Viren

(W. Weihmann)

1.1 Definition

Das HRV[1] hat einen Durchmesser von 60–65 nm und eine doppelte Capsomerenschicht. Die typenspezifischen Antigene finden sich im äußeren Capsid. Es existiert ein gemeinsames Gruppenantigen, und mit Mikro-KBR-Methoden mit hochtitrigen Antikörpern konnten mindestens zwei Serotypen gesichert werden [34]. Die genetische Information liegt auf RNA-Doppelsträngen.

1.2 Experimentelle Ergebnisse

Tiermodell Die übertragbare Gastroenteritis bei Ferkeln, hervorgerufen durch ein Coronavirus, dient als Tiermodell für die Virusenteritis. Am isolierten Darmpräparat sind die basalen Ionenflüsse der infizierten Tiere und Kontrollen annähernd gleich, das Adenylcyclasesystem arbeitet normal, aber der *glucoseabhängige Natriumtransport* ist *nach Infektion deutlich eingeschränkt,* ein grundlegender Unterschied zur Cholera bzw. zu Infektionen mit enteropathogenen E. coli [16]. 40 Std nach der Infektion fanden sich die größten Abweichungen: die Villi waren verkürzt, die Krypten deutlich vertieft.
Das mikroskopische Bild ähnelt dem bei Cöliakie.
Für eine infektionsbedingte *verzögerte Reifung des Darmepithels* spricht, daß die *zuckerspaltenden Enzyme vermindert*

---

[1] HRV = Human Rota Virus
Synonyma: Orbi-Duovirus, human reovirus like agent

sind bei Erhöhung der Thymidinkinaseaktivität [11]. Bei der mikroskopischen Untersuchung des Ileums zeigt sich eine **Zottenatrophie** mit abnormem cuboidem Epithel und Vermehrung der Entzündungszellen. Die *Läsionen* sind *im Ileum fleckförmig verbreitet.* Die ATPase ist stark vermindert. Als Hauptursache für die Enteritis ist die Störung des glucoseabhängigen Natriumtransportes zu beschuldigen [24].

Postinfektiöser Enzymmangel

Elektronenmikroskopisch konnten *Antigene in den Villi* der befallenen Areale nachgewiesen werden. Im Ileum war die *Lactase vermindert,* im Jejunum zusätzlich *Sucrase* und *Na-ATPase,* im Duodenum darüber hinaus noch die *Maltase.*
Aufgrund der Infektion kommt es zu einer verzögerten Epithelreifung. Die infizierten Zellen werden in das Lumen abgeschilfert. Daher gelingt bei schweren Fällen kaum der *Antigennachweis in der Darmwand* [6].

Aufzuchtversuche

Bei Ferkelaufzucht ohne Colostrum starben immer ca. 20% in den ersten Lebenswochen. Deshalb wurden Aufzuchtversuche unter keimarmen Bedingungen durchgeführt. Trotzdem kam es wiederholt zum Auftreten von an Schwere zunehmenden Gastroenteritiden. Auch nach Stalldesinfektion und Neubelegung wiederholte sich dies. Die zunehmende Symptomatik in den Ferkelpassagen scheint mit ansteigender Erregerausscheidung zu korrelieren. Damit wäre die *Infektiosität des Rotavirus von der aufgenommenen Erregermenge direkt abhängig.* In weiteren Untersuchungen zeigte sich, daß die *Mortalität* an Gastroenteritis von 29% bei Kontrollen *nach Colostrumfütterung* auf 7% *abfiel.* Auch die Gewichtszunahme war bei dieser Gruppe besser. Die Muttertiere hatten in 88% Rota-Virusantikörper. Dieser Wert streut in den einzelnen Schweineherden zwischen 72%–100%. *Colostrumproben* aus 10 Jahren waren *alle positiv an Anti-Rota-Virusfaktoren* [13]. Das Phänomen konnte auch bei Lämmern beobachtet werden; mit Anti-Virus-IgG von der 24.–78. Stunde gefütterte und in der 30. Stunde mit HRV infizierte Lämmer entwickelten keine Gastroenteritis. Die Virusexkretion war geringer und kürzer als bei nichtgeschützten infizierten Lämmern. Trotzdem gelang der Aufbau eines aktiven Immunschutzes in ca. 12 Tagen [25].

Colostrum senkt Mortalität

1.3 HRV-Infektionen beim Menschen

Häufigkeits-
verteilung

Bei 72 nicht bakteriell ausgelösten Gastroenteritiden im Säuglings- und Kleinkindesalter wurden 29mal Viren nachgewiesen. Es waren in 16 Fällen Rota-, in 11 Fällen Corona- und in 2 Fällen Adeno-Viren. Die Auslösbarkeit einer Gastroenteritis durch Rota- oder Norwalk-Virus ist sicher, durch Corona-Virus sehr wahrscheinlich. Der Adeno-Virusnachweis könnte ein Zufall gewesen sein [3]. Maas et al. konnten in 46% der eingesandten Stuhlproben von Säuglingen und Kleinkindern mit Gastroenteritis Virus nachweisen [14]. Am **häufigsten** war es wieder das **Rota-Virus,** das etwa **4–6 Tage ausgeschieden** wird. In einer über 2 Jahre laufenden prospektiven Studie in Houston/Texas und Mexiko fand sich das **Rota-Virus 2–3 mal so häufig wie enteropathogene E. coli** [21]. Auf einer epidemisch mit Gastroenteritis belasteten Neugeborenenstation konnten Maas et al. bei 76 von 108 Kindern Astro-Viren mit einem Durchmesser von 28 nm nachweisen [15]. Davon wiesen etwa 10% sternchenförmige Struktur auf. Zentrale Aufhellungen wurden nicht gefunden. Ein cytopathogenetischer Effekt war nicht nachweisbar, eine Mäusepathogenität bestand nicht.

Epidemiefall

Bei einer Epidemie heftigen Erbrechens fanden Appleton et al. in Stuhlproben Viren, die sich vom Norwalk- und Hawaii-Agent unterschieden [1, 2]. Sie hatten einen Durchmesser von 26 nm und eine Dichte von 1,38–1,40 g/cm^3. Bei zwei von drei länger beobachteten Patienten wurden die **Viren über 1 Monat** in geringer Zahl **ausgeschieden.** Es trat eine Serokonversion auf. Bei der Hälfte von 12 Freiwilligen, die mit Norwalk-Virus infiziert wurden, trat eine Gastroenteritis auf. Nach 27–42 Monaten wurden sie wieder infiziert. Die sechs vormals Erkrankten litten wieder an einer Gastroenteritis mit bioptisch nachweisbaren Läsionen im Jejunum. Bei vier von fünf Erkrankten wurde eine Serokonversion gefunden. Bei einer weiteren Reinfektion nach 2 Monaten trat bei einem Probanden zum drittenmal eine Gastroenteritis auf. Es werden spezifische **Receptoren für den Erreger oder unterschiedlich lange Immunitätsformen** diskutiert. 20].

1.3.1 Klinik

Infektionsmodus

Der **Infektionsweg ist ano-oral.** 80% der Erkrankungsfälle betreffen **Kinder bis 18 Monate.** Eine **Häufung** der Erkrankung findet sich **im Winter.** Nach einer **Inkubationszeit von ca. 48 Std.** tritt heftiges Erbrechen auf, meist von kurzer Dauer, dann beginnt eine **Diarrhoe** von wäßrigen, grün-gelblichen Stühlen. Die Erkrankung ist häufig von **Fieber,** in ca. 50% von Dehydratation begleitet. Die Virusausscheidung dauert selten über 8 Tage. Sie hat ein **Maximum am 3.–4. Krankheitstag,** wo der Erregernachweis am besten gelingt. An Laborparametern finden sich keine charakteristischen Veränderungen. Nur selten gibt es Abweichungen von der Norm, am ehesten im Elektrolythaushalt, **Kaliumverlust** und **RN-Retention** können beobachtet werden, eine **Leukocytose,** evtl. eine **Linksverschiebung** tritt auf.

Virusausscheidung

Laborwerte

Salzverlust

Im Stuhl ist die **Natriumexkretion** auf das **3–5fache,** der **Kaliumverlust** auf das $1^1/_2$ **fache** erhöht. Auch die **Chloridausscheidung** ist **vermehrt.** Die Ausscheidung von Zuckern ist trotz Disaccharidasestörung normal. Fett ist nur in Spuren nachweisbar. Klinisch ist der Verlauf kurz und der Schweregrad reicht von mäßig bis schwer und lebensbedrohlich [7, 8]. Whitelaw et al. [31] berichten allerdings über eine elektronenmikroskopisch nachgewiesene Infektion mit Adeno-Virus-Gastroenteritis eines Zwillingspaares, das 30 Std. lang Brechdurchfall hatte. Ein Zwilling wurde zu Hause tot aufgefunden. Bei der Obduktion fand sich das Virus elektronenmikroskopisch in der Replikationsphase. Es bestand eine Lebervergrößerung mit Fettinfiltrationen. Der überlebende Zwilling war komatös, hypoglykämisch, acidotisch, hatte Krämpfe und wies eine Lebervergrößerung auf. Auch hier fand sich Adeno-Virus im Stuhl.

Plötzlicher Säuglingstot

Epidemiefall

In einer von Tallett et al. [29] beschriebenen Epidemie bei Kindern von 4 Lebenstagen bis 3 Jahren hatten alle eine Gastroenteritis, über die Hälfte war dehydriert, ein Drittel hatte respiratorische Infekte. **Unter den Erkrankten war kein Brustkind.** Eine erhöhte Leukocytenexkretion im Stuhlschleim konnten Rodriguez et al. [22] bei allen bakteriell bedingten Enteritiden, aber nur bei 10% der nicht bakteriell verursachten Durchfälle nachweisen. Insgesamt entwickelt sich die Dehydratation langsamer als bei Cholera oder Infekten mit enteropathogenen E. coli [23].

Bei Erwachsenen Auch *bei Erwachsenen* wurden schon Rota-Virusepidemien beobachtet, so in einem finnischen Militärlager [17]. In der Regel aber sind *Erwachsene,* z. B. Familienangehörige von an HRV-Gastroenteritis erkrankten Kindern, *nur Virusträger* oder lassen sich nur serologisch als Betroffene erkennen, und wenn sie erkranken, tritt nur eine *leichte Symptomatik* auf, wie etwa bei Krankenhauspersonal oder Studenten, die in der Klinik Kontakt hatten. Bei ihnen ist aber die Symptomatik gravierender als bei Familienangehörigen. Nach der Erstinfektion in der frühen Kindheit scheint es später bei sehr hoher Kontagiosität zu mehr oder weniger leichten Boosterinfekten zu kommen [12].

Auf Neugeborenenstationen Einmal eingeschleppte *Rota-Viren* scheinen auf den Krankenstationen zu *zirkulieren.* Sie konnten von Murphy et al. [19] auf fünf von sechs beobachteten Neugeborenenstationen *während* knapp *eines Jahres nachgewiesen* werden. Bei den routinemäßig überwachten Kindern waren *44%* der *Stuhlproben positiv.* Neugeborene mit Diarrhoe schieden das Virus in 61% der Fälle aus. Die früheste Ausscheidung im Stuhl wurde in drei Fällen *bereits am 2. Lebenstag* beobachtet. Auch in Japan liegt ein hoher Durchseuchungsgrad vor. 40%–50% der Kinder nach Gastroenteritis haben einen positiven Antikörperbefund, nachweisbar mit der Immunfluorescenzmethode [18]. In Taiwan ist das Stillen der Säuglinge weiter verbreitet als in den USA. Dort steigt die Durchseuchungskurve langsamer und ist nicht so hoch wie in den USA [9].

Ähnliche nosokomiale Diarrhoen bei Kindern von 9 Tagen bis 2 Jahren wurden von Spratt et al. [26] beobachtet, der ein Mini-Rota-Virus und Calici-Virus sowohl bei Neuerkrankten als auch bei Kontaktpersonen nachweisen konnte. Bei *Rota-Viren* scheint der *Typ II,* mit *77% in einer Epidemie in England* gefunden, häufiger aufzutreten als Typ I, der also weitaus virulenter zu sein scheint. Interessant ist die Beobachtung,

Antikörper im Colostrum daß HRV-Antikörpertiter im Colostrum wesentlich höher lagen, mit einer Häufigkeit von *88%* der untersuchten Fälle *Antikörper gegen Typ I* und *91% Antikörper gegen Typ II.* In einer Einzelbeobachtung hatte eine stillende Mutter kein IgA-Antikörper gegen Typ I. Während der Infektion des gestillten Kindes kam es zum Anstieg des sekretorischen IgA gegen Typ I in der Muttermilch, während das Immunverhalten gegen Typ II sich nicht änderte.

Der Antikörpergehalt des Colostrums scheint von großer Bedeutung zu sein, weil der postnatal über 50% liegende *diaplacentare Antikörperspiegel* im ersten Halbjahr abgebaut wird mit einem Tiefpunkt am Ende des ersten Lebensjahres [28]. In einer Studie von Totterdell et al. [30] erwies sich, daß *gestillte Kinder seltener erkranken* und weniger HRV ausscheiden als nicht gestillte. *Im Colostrum schützt ein sekretorisches IgA* und ein *Anti-Rota-Virusfaktor,* der sich vom Interferon unterscheidet. Die Ausscheidung im Colostrum ist nicht mit dem Serum-IgG-Spiegel korreliert. Dasselbe beobachtete Chrystie et al. [4]. Die *Rota-Virusendemie* verlief auf der Neugeborenenabteilung *asymptomatisch,* und *gestillte Kinder schieden weniger HRV aus* als künstlich ernährte. Auch war bei ihnen die ausgeschiedene Virusmenge geringer und ein Teil der Viren war verklumpt. Abfallende Titer von Anti-Rota-Virusfaktor zeigten sich bei zahlreichen Colostrumuntersuchungen auch in der Studie von Yolken et al. [33]. Das sekretorische IgA gegen Rota-Virus fiel dabei rascher ab als das übrige IgA. Da *auch Mütter mit fehlenden Serumantikörpern* gegen *ARV Schutzfaktoren* im Colostrum abgeben, scheinen sich *immunkompetente Zellen in der Brustdrüse* festzusetzen und zu sezernieren. Daneben fand sich ein kurzlebiger unspezifischer, aber im Darm wirkender lokaler Schutzfaktor.

Anti-Rota-Virusfaktor

Anti-Rota-Virusfaktor von Brustdrüse gebildet

Das Vorhandensein von Serumantikörpern bei der Mutter schützt allein nicht. Der lokale Faktor vom Menschen kann auch bei Lämmern eine Infektion verhindern. Kuhcolostrum schützt Schweine, jedoch nur, wenn zum Infektionszeitpunkt auch Schutzfaktoren gefüttert werden (Yolken et al. [33]). *Der erhöhte Antikörpertiter im Colostrum verschwindet meist um den 3. Tag,* ließ sich aber in 20 von 29 Colostrumproben und in 5 von 29 Proben reifer Frauenmilch finden. Einmal waren die *Antikörper* sogar noch nach oraler Aufnahme *im kindlichen Stuhl nachweisbar.* Gekochte Muttermilchproben besaßen keine Anti-Rota-Viruseigenschaften mehr [5].

1.3.2 Therapie

Therapeutisch sind Pectin und Antibiotica ohne Effect. Wichtig sind vor allem *Flüssigkeitsgabe* und evtl. *Elektrolytausgleich* sowie ausreichende *calorische Versorgung* [8].

Schock beachten

Wenn die Phase des Erbrechens vorbei ist, besteht auch die Möglichkeit der oralen Therapie, sofern keine Schockgefahr vorhanden ist. Bei Kindern von 5–30 Monaten konnte Sack et al. [23] bei unkomplizierter HRV-Enteritis mit Turgorverlust und trockenen Schleimhäuten im Doppelblindversuch oral Zuckerlösungen bzw. Traubenzuckerlösungen mit Elektrolytzusatz mit zusätzlich freier Aufnahme von Muttermilch, fester Kost oder freiem Wasser mit intravenöser Therapie vergleichen. Bei der *oralen Therapie* kam es *zu keiner Entgleisung im Wasser-, Salz- und Säure-Basen-Haushalt* auf dem Weg zur Normalisierung im Vergleich zur intravenösen Therapie. Dort war sogar die Stuhlfrequenz am höchsten. Trotz der infektiös bedingten Disaccharidasenverminderung war die Menge der reduzierenden Substanzen im Stuhl bei beiden Therapieformen gleich. *Sofern keine Schockgefahr* besteht, kann also die *Therapie der HRV-Enteritis,* zumindest nach dem 5. Lebensmonat, auch *oral* durchgeführt werden [23].

HRV und Morbus Crohn

Von Interesse ist vielleicht noch die Beobachtung, daß positive Seroreaktionen auf HRV bei 38 Morbus Crohn-Patienten und bei 22 Colitis ulcerosa-Patienten genauso häufig waren wie bei nicht erkrankten Kontrollpersonen. Aber bei den Morbus Crohn-Kranken war der HRV-Titer meist höher [10].

Literatur

1 Appleton H, Pereira MS (1977) A possible virus aetiology in outbreaks of food-poisoning from cocklets. Lancet I: 780–781
2 Appleton H, Buckley M, Thom BT, Cotton JL, Henderson S (1977) Virus-like partikels in winter vomiting disease. Lancet I: 409–411
3 Baumeister HG, Balks HB, Maass G (1976) Elektronenmikroskopischer Direktnachweis von Viruspartikeln bei Gastroenteritis im Säuglings- und Kleinkindesalter. Klin Wochenschr 54: 445–448
4 Chrystie IL, Totterdell BM, Banatvala JE (1978) Asymptomatische Rotavirus-Endemie in einer Neugeborenenabteilung. Dtsch Med Wochenschr 103: 1940
5 Cook DA, Zbitnew A, Dempster G, Gerrard JW (1978) Detection of antibody to rotavirus by counterimmunoelectrophoresis in human serum, colostrum and milk. J Pediatr 93: 967–970
6 Davidson GP, Gall DG, Petric M, Butler DG, Hamilton JR (1977) Human rotavirus enteritis induced in conventional Piglets. J Clin Invest 60: 1402–1409
7 Dennin RH (1978) Rotaviren als Erreger einer infantilen Gastroenteritis – Diagnose und Epidemiologie. Immun Infekt 6: 118–122
8 Dominick HC, Maass G (1979) Rotavirusinfektionen im Kindesalter. Klin Paediatr 191: 33–39
9 Echeverria P, Blacklow NR, Ho MT, Cukor G, Beasley RP (1977) Age distribution of antibody to reoviruslike agent in children in Taiwan. J Pediatr 91: 960–962

10. Groote G de, Desmyter J, Vantrappen G (1977) Rotavirus antibodies in Crohn's disease and ulcerative colitis. Lancet I: 1263–1264
11. Kerzner B, Kelly MH, Gall DG, Butler DG, Hamilton JR (1977) Transmissible Gastroenteritis: Sodium transport and the intestinal epithelium during the course of viral enteritis. Gastroenterology 72: 457–461
12. Kim HW, Brandt CD, Kapikian AZ, Wyatt RG, Arrobio JO, Rodriguez WJ, Chanock RM, Parrott RH (1977) Human reovirus-like agent infection. JAMA 237: 404–407
13. Lecce JG, King MW, Dorsey WE (1978) Rearing regimen producing piglet diarrhea (rotavirus) and the relevance to acute infantile diarrhea. Science 199: 776–778
14. Maass G, Baumeister HG, Freitag N (1977) Viren als Ursache der akuten Gastroenteritis bei Säuglingen und Kleinkindern. Münch Med Wochenschr 119: 1029–1034
15. Maas G, Baumeister HG, Hergemöller R, Jansen P, Schumacher H (1978) Elektronenmikroskopischer Nachweis von 28 nm-Viruspartikeln (Astroviren) in Faeces Neugeborener mit akuter abakterieller Gastroenteritis. Zentralbl Bakteriol [Oviq B] 242: 423–430
16. McClung HJ, Butler DG, Kerzner B, Gall DG, Hamilton JR (1976) Transmissible Gastroenteritis. Gastroenterology 70: 1091–1095
17. Meurman OB, Laine MJ (1977) Rotavirus epidemic in adults. N Engl J Med 246: 1298–1299
18. Morishima T, Ichikawa T, Yamagucchi H, Miyazu M, Nagayoshi S, Ozaki T, Isomura S, Suzuki S (1978) Acute infantile gastroenteritis caused by rotavirus in Japan. Eur J Pediatr 129: 259–265
19. Murphy A, Albrey MB, Crewe EB (1977) Rotavirus infections of neonates. Lancet 1149–1150
20. Parrino TA, Schreiber DS, Trier JS, Kapikian AZ, Blacklow NR (1977) Clinical immunity in acute gastroenteritis caused by norwalk-agent. N Engl J Med 297: 86–89
21. Pickering LK, Evans DJ, Munoz O, Du Pont HL, Coello-Ramirez P, Vollet JJ, Conklin RH, Olarte J, Kohl S (1978) Prospective study of enteropathogens in children with diarrhea in houston and mexico. J Pediatr 93: 383–388
22. Rodriguez WJ, Kim HW, Arrobio JO, Brandt CD, Chanock RM, Kapikian AZ, Wyatt RG, Parrott PH (1977) Clinical features of acute gastroenteritis associated with human reovirus-like agent in infants and young children. J Pediatr 91: 188–193
23. Sack DA, Chowdhury AMAK, Eusof A, Ali MDA, Merson MH, Islam S, Black RE, Brown KH (1978) Oral hydration in rotavirus diarrhea: a double blind comparison of sucrose with glucose elektrolyte solution. Lancet 280–283
24. Sheperd RW, Gall, DG, Butler DG, Hamilton JR (1979) Determinants of diarrhea in viral enteritis. Gastroenterology 76: 20–24
25. Snodgrass DR, Madeley CR, Wells PW, Anqus KW (1977) Human rotavirus in cambs: Infection and passive protection. Infect Immun 16: 268–270
26. Spratt HC, Marks MI, Gomersall M, Gill P, Pai CH (1978) Nosocomial infantile gastroenteritis associated with minirotavirus and calicivirus. J Pediatr 93: 922–926
27. Steinhoff MC, Gerber MA (1978) Rotavirus infections of neonates. Lancet I: 775

28. Stövesand P, Behrens F, Majer M, Maass G (1977) Seroepidemiologische Untersuchung über die Verbreitung von Infektionen des Menschen mit Rotaviren. Zentralbl Bakteriol [Orig B] 238: 16–19
29. Tallett S, MacKenzie C, Middleton P, Kerzner B, Hamilton R (1977) Clinical, caboratory and epidemiologic features of a viral gastroenteritis in infants and children. Pediatr 60: 217–222
30. Totterdell BM, Chrystie IL, Bahatvala JE (1976) Rotavirus infections in a maternity unit. Arch Dis Child 51: 924–928
31. Whitelaw A, Davies H, Parry J (1977) Electron microscopy of fatal adenovirus gastroenteritis. Lancet I: 361
32. Yolken RH, Wyatt RG, Mata L, Urrutia JJ, Garcia B, Chanock RM, Kapikian AZ (1978) Secretory antibody directed against rotavirus in human milk-measurement by means of enzyme-linked immunosorbent assay. J Pediatr 93: 916–921
33. Yolken RH, Wyatt RG, Zissis G, Brandt CD, Rodriguez WJ, Kim HW, Parrott RH, Urrutia JJ, Mata L, Greenberg HB, Kapikian AZ, Chanock RM (1978) Epidemiology of human rotavirus types 1 and 2 as studied by enzyme-linked immunosorbent assay. N Engl J Med 1156–1161
34. Zissis G, Lambert JP (1978) Different serotypes of human rotaviruses. Lancet I: 38–39

2 Infektiöse Hepatitis
(D. Feist)

2.1 Nachweis der Hepatitisviren

Diagnostik

Hepatitis B

Nachdem man sich über Jahrzehnte vergeblich bemüht hatte, die Erreger der Virushepatitiden darzustellen, gelang **Dane** et al. 1970 im Immunagglutinat eines HB_s-Ag-positiven Serums der Nachweis einzelner **Partikel** von 42 nm Durchmesser [6]. Diese sind inzwischen als komplette **Hepatitis B-Viren** anerkannt, da sie eine doppelsträngige **DNA enthalten**. Außer dem HB_s-Ag, das die **Hülle der Dane-Partikel** bildet und von diesen im Überschuß produziert wird, ist *im Kern* des Virus B ein weiteres Antigen, das sog. Core-Ag oder HB_c-**Ag** enthalten. Dagegen ist vom sog. e-Antigen (HB_e-**Ag**) bisher nur gesichert, daß sein Nachweis im Serum eines HB_s-Ag-positiven Menschen auf das gleichzeitige Vorhandensein von Dane-Partikeln hinweist [17]. Es ist jedoch umstritten, ob das HB_e-Ag ein Stoffwechselprodukt der infizierten Leberzelle oder ein Bestandteil des Hepatitis B-Virus ist.

Hepatitis A

Non-A-non-B-Hepatitis

1973 konnten Feinstone et al. [13] im Stuhl von Hepatitis A-Patienten Partikel von 27 nm Durchmesser nachweisen. Die gleichen Teilchen fanden Provost et al. [32] in Stuhl und Leber von Krallenaffen (sog. »marmosets«), nachdem sie diese mit **Hepatitis A-Virus** infiziert hatten. Damit war auch das Hepatitis A-Virus entdeckt. Es **enthält eine RNA** und gehört wahrscheinlich in die **Gruppe der Entero-Viren** [7]. Inzwischen sind auch Labormethoden entwickelt worden, mit denen die Hepatitis A-Infektion durch Antikörpernachweis im Serum (**Anti-HAV**) oder durch Bestimmung des Hepatitis A-Antigens (**HA-Ag**) im Stuhl positiv diagnostiziert werden kann [17]. Seitdem hat sich herausgestellt, daß es außer den Viren A und B noch mindestens zwei weitere, wahrscheinlich aber **noch mehrere Hepatitis-Viren** gibt. Diese bisher nur durch Ausschluß der A- und B-Infektion diagnostizierbaren Erkrankungen werden als Non-A-non-B-Hepatitis bezeichnet.

Seit der Elimation HB_s-Ag-positiver Blutspender hat sich gezeigt, daß *70%–90% der Transfusionshepatitiden durch Non-A-non-B-Viren bedingt* sind [31]. Da bis heute kein Fall von Hepatitis A-Übertragung durch Transfusion dokumentiert wurde, wird diese Übertragungsmöglichkeit grundsätzlich bezweifelt [9, 11].

2.2 Neue Erkenntnisse zur Hepatitis A

Durch den Virusnachweis im Stuhl (HA-Ag) und die Feststellung des Antikörpers der Hepatitis A (anti-HAV) im Blut wurden folgende alte Vorstellungen bestätigt bzw. neue Erkenntnisse gewonnen:

1. Die *Hauptübertragung* der Hepatitis A erfolgt direkt oder indirekt auf *faecal-oralem* Weg [16, 38].

Stuhlausscheidung
2. Nach Infektion mit Hepatitis A kann das Virus schon etwa *2 Wochen vor dem Auftreten klinischer* oder biochemischer *Hepatitissymptome im Stuhl ausgeschieden* werden. Mit dem klinischen oder biochemischen Erkrankungsbeginn läßt die Virusausscheidung rasch nach, so daß nur sehr *selten nach der 2. Krankheitswoche* noch Hepatitis A-Antigen (HA-Ag) im Stuhl nachweisbar ist [9, 16]. In der 4. Krankheitswoche wurde noch nie HA-Ag gefunden.

Antikörper
3. Bereits vom ersten Erkrankungstag an ist *Anti-HAV* im Serum nachweisbar. Der Titer dieses Antikörpers steigt rasch auf hohe Werte an. *Die ersten,* nur kurzfristig nachweisbaren *Antikörper* gegen Hepatitis A gehören zur *IgM-Klasse,* die *persistierenden Antikörper* zum *IgG-Typ.* Nach durchgemachter Hepatitis A bleibt unabhängig von der Schwere der Erkrankung wahrscheinlich *zeitlebens Anti-HAV* im Serum nachweisbar [9, 16].

Epidemiologie
4. Durch Populationsstudien zum Vorhandensein von Anti-HAV konnte gezeigt werden, daß in den USA und den meisten Ländern Westeuropas mit hohem Lebensstandard die *Durchseuchung* mit Hepatitis A in den letzten Jahren stark *zurückgegangen* ist [18, 38]. Die Häufigkeit des Anti-HAV-Nachweises hängt weitgehend vom Alter und der sozioökonomischen Herkunft der Probanden ab. So fan-

den Frösner et al. [18] *in der Bundesrepublik bei mehr als 90%* ihrer *über 49jährigen Probanden Anti-HAV*, während von den *unter 20jährigen* nur *13% Antikörper* gegen Hepatitis A aufwiesen. *In den USA* und in Chile fiel die *frühere* und *stärkere Durchseuchung* mit Hepatitis A in den niedrigen sozioökonomischen Bevölkerungsgruppen auf [11, 38]. Kinder, die in Gemeinschaftseinrichtungen leben, werden schon in jüngerem Alter mit Hepatitis A infiziert als andere [11].

5. *In südlichen Ländern* ist die *Hepatitis A-Durchseuchung* im allgemeinen *größer* und findet schon früher statt als in den gemäßigten Zonen [11, 18].
6. In allen untersuchten Populationen lag die Anti-HAV-Frequenz deutlich höher als die anamnestische Hepatitisrate. Hierdurch wird die alte Beobachtung bestätigt, daß auch die *meisten Hepatitis A-Erkrankungen klinisch inapparent* verlaufen [11].

Übertragung
7. Im Gegensatz zur Hepatitis B fanden Dienstag et al. (1978) *keine Hinweise* für die Annahme, *daß die Hepatitis A* auch *durch sexuellen Kontakt* und *medizinische Manipulationen übertragen* werden kann. Dementsprechend fand sich auch bei Patienten und Personal von Dialyseeinheiten keine höhere Hepatitis A-Durchseuchung (= Antikörperfrequenz) als in der jeweiligen Normalpopulation.

Keine Cirrhose
8. Bisher haben sich noch *in keiner Studie Anhaltspunkte* dafür ergeben, daß es bei der *Hepatitis A chronische Verläufe, Übergang in Lebercirrhose* oder einen *persistierenden Virusträgerstatus* gibt [9, 11, 27, 38].

2.3 Neue Erkenntnisse zur Hepatitis B

Übertragung Schon gegen Ende der sechziger Jahre konnte durch die Übertragungsversuche von Krugman der Nachweis geführt werden, daß *auch die Hepatitis B* entgegen der bis dahin geltenden Lehrmeinung *über die Schleimhäute* verbreitet werden kann. Die Bedeutung der nicht-parenteralen Hepatitis B-Übertragung läßt sich daran ermessen, daß über *60%* aller Hepatitiserkrankungen *bei Erwachsenen zum Typ B* gehören [36]. In den wenigen bisher vorliegenden kinderklini-

Epidemiologie

schen Kasuistiken beträgt der *Prozentsatz der Virus B-Infektionen unter den akuten Hepatitiden 20%–40%* in Abhängigkeit vom Krankengut [14, 37]. Auffällig war in einer Studie aus der Universitäts-Kinderklinik Brüssel [37], daß der Anteil *HB_s-Ag-positiver Fälle* von akuter Hepatitis *im ersten Lebensjahr über 30%*, dann niedriger, jedoch bei den *über 14*jährigen sogar *um 60%*, also in der Erwachsenenhäufigkeit lag. Für die genannten *Altersverteilungen* der Hepatitis B-Infektion wird heute besonders die *Übertragung durch Intim- und Familienkontakte* verantwortlich gemacht [20]. Offenbar sind jedoch für das Angehen der Infektion nach Schleimhautkontakt *größere Erregermengen* erforderlich als bei Inoculationen [20, 22]. So wird die Hepatitis B praktisch stets *durch* den *bloßen Stich mit* einer *infizierten Kanüle* übertragen [1]. Eine bedeutende Übertragungsquelle für die Hepatitis B stellen in warmen Ländern stechende und blutsaugende *Insekten* dar [20]. Neugeborene HB_s-Ag-positiver Schwangerer werden in der Regel erst *sub partu infiziert* [15, 19]. Die *intrauterine Infektion* des Feten ist offenbar *sehr selten*. Die größte Ansteckungsgefahr für das Neugeborene besteht dann, wenn die Mutter im letzten Schwangerschaftsdrittel bzw. während oder unmittelbar nach der Geburt an einer akuten Hepatitis B erkrankt [19].

Neugeborene gefährdet, wenn Mutter HB_e-AG-Trägerin

Bei dieser Konstellation werden ca. 80% der Neugeborenen infiziert. *Für die Neugeborenen* von symptomlosen HB_s-Ag-Trägerinnen ist die *Ansteckungsgefahr besonders groß, wenn das mütterliche Blut auch HB_e-Ag enthält* [29].

Seitdem Blutspender auf das Vorhandensein von HB_s-Ag untersucht werden, hat sich herausgestellt, daß ca. *0,36%* der westdeutschen Bevölkerung sog. *symptomlose HB_s-Ag-Träger* sind [20].

Symptomlose Träger

In der Regel ist diesen Personen nicht bekannt, daß sie einmal mit dem Hepatitis B-Virus infiziert worden sind. Die Persistenz des HB_s-Ag im Serum nach einer Hepatitis B-Infektion zeigt, daß es dem Organismus *nicht* gelungen ist, eine *komplette Immunität* gegen das Oberflächenantigen des Hepatitis B-Virus aufzubauen. Wenn nur *keine Antikörper gegen*

Infektiöse Antigenträger

das *HB_s-Antigen* gebildet werden konnten, spricht man von *weniger infektiösen* oder *„gesunden" Antigenträgern, wenn* auch *Teile des kompletten Virus*, wie Dane-Partikel, *HB_e-Ag oder* die *spezifische DNA-Polymerase im Serum* nachweisbar sind, von *infektiösen Antigenträgern* [7, 24, 35, 39]. Bei den weniger infektiösen („gesunden") HB_s-Ag-Trägern läßt sich oft das Anti-HB$_e$ im Serum nachweisen. Nach Meyer zum Büschenfelde et al. [24] ist diese Immunreaktion gegenüber dem HB$_e$-Antigen offenbar in der Lage, aus einem kranken HB$_s$-Ag-Träger einen nicht mehr kranken Träger zu machen.

2.3.1 Bedeutung der Antigene und Antikörper des Hepatitis B-Virus
Hepatitis B-Surface-Antigen (= HB$_s$-Ag^1)

HB$_s$-Ag
(=Australia-
Antigen)

Der Nachweis *im Serum* zeigt, daß der **Patient mit Hepatitis B-Virus infiziert** worden ist. Es kann sich um eine frische Infektion oder chronische Antigenämie handeln [10]. Absinken des Aktivitätsfaktors im RIA^2 bei Kontrolluntersuchungen spricht für eine frische Infektion zur Zeit der ersten Probeentnahme, da der Aktivitätsfaktor in begrenztem Bereich ein Maß für die vorhandene Antigenmenge ist [10]. Da die *unkompliziert* ausheilende *Hepatitis B* innerhalb von ca. *13 Wochen zur Elimination von HB$_s$-Ag aus Serum und Lebergewebe* führt, ist eine über diesen Zeitraum fortdauernde **Persistenz des HB$_s$-Ag** charakteristisch für die Entwicklung eines **leberkranken Trägerstatus** [24]. Dabei kann es sich histologisch um eine **chronische persistierende oder aggressive Hepatitis B** handeln [5]. Wird bei einer Person HB$_s$-Ag im Serum ohne sonstige Hinweise auf eine Lebererkrankung festgestellt, so erlaubt dies nicht die Beurteilung, ob es sich um eine leberkranke oder lebergesunde Person handelt. Als Unterscheidungskriterium zwischen kranken, d. h. infektiösen, und gesunden HB$_s$-Ag-Trägern dienen der Nachweis von intranucleärem HB$_c$-Ag im Lebergewebe sowie die Untersuchung auf **HB$_e$-Ag** und **zirkulierende Dane-Partikeln** im Serum. **Das Fehlen dieser Antigene kennzeichnet den gesunden HB$_s$-Ag-Träger.** Das HB$_s$-Ag kann häufig schon 2–8 Wochen vor dem Auftreten klinischer Symptome im Serum erscheinen [7]. **HB$_s$-Ag** kommt in Form folgender **Subtypen** vor: adw, adr, ayw, ayr. Die Feststellung der Subtypen hat jedoch keine klinische, sondern nur epidemiologische Bedeutung [10]. So kann sie z. B. dabei helfen, eine Infektionsquelle (Dialyseeinheit) wahrscheinlich zu machen oder auszuschließen [21].

Peristierendes
HB$_s$-Ag

Differenzierung
gesunde: kranke
HB$_s$-Ag-Träger:
HB$_s$-Ag + HB$_e$Ag
im Serum =
krank

Anti-HB$_s$

Antikörper gegen das Oberflächenantigen (Anti-HB$_s$)
Der Nachweis im Serum spricht für eine **abgelaufene Hepatitis**

---
^{1} Früher Australia Antigen
^{2} Radioimmunoassay

B-Infektion. Der **Patient ist wahrscheinlich immun** gegen eine erneute Hepatitis B-Infektion [10]. Durch die allen Subtypen gemeinsame Determinante a besteht Kreuzimmunität von Anti-HB$_s$ gegen Hepatitis B-Viren mit anderen Subtypen. Diese kann aber möglicherweise durch eine massive Zweitinfektion mit einem anderen Subtyp durchbrochen werden [7]. Bei normalem Verlauf einer akuten Hepatitis B treten **Antikörper gegen HB$_s$-Ag frühestens 3 Monate nach Erkrankungsbeginn auf.** Anti-HB$_s$ und möglicherweise auch anti-HB$_e$ sind neutralisierende Antikörper, während Anti-HB$_c$ nur gegen ein internes Virusantigen, das Core, gerichtet ist und deshalb keine neutralisierenden Eigenschaften hat [7].

Wert des HB-Hyperimmunglobulins

Aus diesem Grund hängt der **prophylaktische Wert eines Hepatitis B-Hyperimmunglobulins vom Anti-HB$_s$-Titer ab.** Auch löst die Inoculation von inaktivierten Hepatitis B-Viruspräparationen oder von gereinigtem HB$_s$-Ag nur eine Anti-HB$_s$-Bildung ohne Anti-HB$_c$-Stimulation aus, da es unter diesen Umständen zu keiner Virusvermehrung kommt [7].

Dragosics et al. [12] berichteten 1975 von vier Hepatitis B-Verläufen, bei denen sich bereits in der ersten Woche nach Einsetzen des Ikterus hohe Anti-HB$_s$-Titer bei fehlendem HB$_s$-Ag nachweisen ließen. Auch die Immunglobuline, besonders IgM, waren als Ausdruck einer hyperergischen Immunantwort stark vermehrt. Einer dieser Fälle verlief als fulminante Hepatitis letal. Das **plötzliche Verschwinden des HB$_s$-Ag aus dem Serum,** das nach meist normalem Titeranstieg während der Inkubationszeit durch im Überschuß produziertes Anti-HB$_s$ aggregiert wird, ist somit ein **schlechtes Zeichen** [28].

Core-Antigen und -Antikörper (HB$_c$Ag und Anti-HB$_c$)

HB$_c$-Ag

Das HB$_c$-Ag kommt bei Hepatitis B-infizierten Personen in der Regel nicht frei im Serum, sondern **nur in den Kernen befallener Leberzellen** vor [33]. Dort läßt es sich nur immunfluorescenz- und elektronenmikroskopisch, nicht aber lichtoptisch darstellen [4]. Dagegen ist das HB$_s$-Ag im Cytoplasma infizierter Leberzellen im glatten endoplasmatischen Reticulum lokalisiert. Sein Vorhandensein läßt sich auch lichtmikroskopisch an den sog. Milchglaszellen erschließen [5]. Nach Ausschleusen des *Core* aus dem Leberzellkern wird es **durch**

Dane-Partikel **Umhüllung mit HB$_s$-Ag zum kompletten Dane-Parti-**

Anti-HB$_c$

kel. Art und Weise der Dane-Partikelsynthese und -ausschleusung aus der Leberzelle sind jedoch noch nicht geklärt [5]. Das Vorhandensein von HB$_c$-Ag in Leberzellkernen induziert die Produktion von anti-HB$_c$. *Anti-HB$_c$* ist deshalb stets *bereits bei Krankheitsbeginn in hohem Titer im Blut* nachweisbar. Auch *persistiert* es für *viele Jahre*, meist länger als Anti-HB$_s$ und Anti-HB$_e$. Aus diesen Gründen ist Anti-HB$_c$ zur Zeit der beste Marker für eine frische oder abgelaufene Hepatitis B-Infektion [10]. Da HB$_s$-Ag und Anti-HB$_s$, HB$_e$-Ag und Anti-HB$_e$ nach früher durchgemachter Hepatitis B-Infektion oft nicht mehr nachweisbar sind, kann durch die Anti-HB$_c$-Bestimmung die Hepatitisdurchseuchung einer Population oder die Ursache einer lange zurück liegenden Hepatitis am besten geklärt werden [10]. Von seltenen Ausnahmen abgesehen sind alle HB$_s$-Ag-Träger Anti-HB$_c$-positiv. Auch bei solchen B-Hepatitiden, bei denen HB$_s$-Ag und HB$_e$-Ag schon aus dem Blut verschwunden sind und Anti-HB$_s$ bzw. Anti-HB$_e$ (noch) nicht nachzuweisen sind, kann durch einen hohen Anti-HB$_c$-Titer die wahre Ursache geklärt werden. Beweisend für eine frische Infektion sind hier Antikörper gegen HB$_c$-Ag der IgM-Klasse, da sie sich vor allem in den ersten 2–4 Monaten nach Krankheitsbeginn finden. Dagegen gehört das Anti-HB$_c$ der späten Rekonvaleszenzperiode vorwiegend oder ausschließlich zum IgG-Typ. Ein *persistierender hoher Anti-HB$_c$-Titer* spricht für **anhaltende Virusaktivität** und ist in diesem Sinne für die Beurteilung der Prognose chronischer Hepatitiden nützlich. Auch deuten einige Untersuchungen darauf hin, daß bei akuten Schüben einer chronisch aggressiven Hepatitis B wieder Anti-HB$_c$ der IgM-Klasse auftritt [8].

Anhaltende Virusaktivität

HB$_e$-Ag und Anti-HB$_e$

HB$_e$-Ag

Obgleich die *Lokalisation und Herkunft des HB$_e$-Ag noch nicht geklärt* sind, besteht Übereinstimmung darüber, daß der *Nachweis* dieses Antigens im Blut *mit dem Vorhandensein des* kompletten *Virus B korreliert* ist [5]. Dagegen erlaubt der Nachweis von HB$_e$-Ag entgegen früheren Veröffentlichungen *keine Rückschlüsse auf Chronizität oder Aggressivität* einer Hepatitis B-Infektion, da es auch bei der normal verlaufenden akuten Hepatitis mit empfindlichen Methoden regelmäßig in der späten Inkubationszeit bzw. bei Beginn der klinischen Symptomatk (etwa gleichzeitig oder kurz nach dem HB$_s$-Ag) auftritt [5, 10, 23]. Beim HB$_e$-Ag sind ebenfalls *verschiedene Untergruppen* (e1, e2, e3) identifiziert worden [8]. Bei der normal verlaufenden akuten Hepatitis B verschwindet HB_e-Ag wieder, bevor die Patienten HB_s-Ag-negativ werden. *Persistieren des HB_e-Ag* (stets nur bei pos. HB_s-Ag!) über mehrere Wochen nach Abklingen der akuten Symptomatik *spricht für* den Übergang in einen *chronischen* (infektiösen) *Trägerstatus* unter dem histologischen Bild *einer chronisch persistierenden oder chronisch aggressiven Hepatitis* [8]. Kurz nach dem Verschwinden des HB_e-Ag aus dem Blut kann Anti-HB_e nachweisbar werden. Anti-HB_e erscheint oft vor Anti-HB_s, kann aber auch erst spät in der Rekonvaleszentenphase auftreten [10]. Auch die Dauer der Nachweisbarkeit von Anti-HB_e kann sehr unterschiedlich lang sein. Sie ist meist kürzer als die Anti-HB_s-Persistenz [8]. Bei HB_s-Ag-Trägern spricht das Vorliegen von Anti-HB_e gegen eine starke Infektiosität des Blutes und für eine inaktive Erkrankungsform mit günstiger Prognose [10]. Trotzdem wurden in Einzelfällen *Neugeborene solcher HB_s-Ag-positiver Mütter, die auch Anti-HB_e-positiv* waren, *mit Hepatitis B infiziert* [3].

Peristierende oder aggressive H.

Anti-HB_e

2.3.2 Hepatitis B und Immunologie

Immunreaktion bestimmt Krankheitsbild

Zahlreiche Untersuchungen haben in den letzten 10 Jahren den Eindruck bestätigt, daß die *Hepatitis A- und -B-Viren selbst nicht cytotoxisch* wirken, sondern daß es von der Immunreaktion des infizierten Organismus abhängt, ob mehr oder weniger Leberzellen nekrotisch werden und somit stärkere oder schwächere Hepatitissymptome auftreten[2]. Das als Hepatitis bezeichnete klinische Krankheitsbild ist somit ein Ausdruck dafür, wie das Immunsystem auf die Infektion reagiert und ob die infizierten Leberzellen eliminiert werden oder nicht. Offenbar ist die Elimination des relativ *einfach gebauten Hepatitis A-Virus* stets komplett, da der Organismus *nur eine Antigendeterminante* zu erkennen braucht. Daraus erklärt sich auch die *gute Prognose* und das *Fehlen von Dauerantigenträgern der Hepatitis A* [2].

Bei HA nur 1 AG-Determinante, bei HB mindestens 3

Dagegen muß der Organismus bei der *Hepatitis B*-Infektion mindestens *drei Antigendeterminanten erkennen (HB_s-Ag, HB_c-Ag, HB_e-Ag).* Außerdem besteht zwischen den verschiedenen Subtypen des HB_s-Ag nur eine relative Kreuzimmunität, die durch massive Inoculation mit Hepatitis B-Viren eines

*Virus-
elimination*

anderen Subtyps ausgeschaltet werden kann. Bei wiederholter Infektion mit verschiedenen Subtypen kann deshalb in seltenen Fällen gleichzeitig HB_s-Ag und Anti-HB_s von unterschiedlichem Subtyp im Serum einer Person nachweisbar sein [2]. Für die Antigenerkennung, Antikörperbildung und Elimination infizierter Leberzellen spielen *bei der Hepatitis B* sowohl *celluläre* als *auch humorale Immunreaktionen* eine Rolle. Es besteht aber offenbar keine feste Korrelation zwischen zellvermittelter Immunreaktion und dem Auftreten von Anti-HB_s im Serum als Zeichen der humoralen Immunantwort [24].

Für die Viruselimination scheint die adäquate celluläre Reaktion gegenüber HB_s-Ag ausschlaggebend zu sein. Wird eine Person nach Hepatitis B-Infektion zum „lebergesunden", immundefekten oder leberkranken HB_s-Ag-Träger, so ist dies jeweils ein Zeichen für fehlende oder schwach ausgeprägte zellvermittelte Immunreaktion. Diese ist entweder mit einer Immuntoleranz oder mit inkompletter Elimination eines oder mehrerer Virusantigene aus Serum und Gewebe verbunden. Der *bei HB_s-Ag-Trägern* offenbar bestehende *thymusabhängige Immundefekt* scheint eine hohe Spezifität gegenüber dem Hepatitis B-Virus oder einzelnen HBV-Antigenen zu besitzen, da andere zellvermittelte Immunreaktionen bei HB_s-Ag-Trägern in der Regel nicht gestört sind [24]. Aufgrund der immunhistologisch nachweisbaren Verteilung von HB_c-Ag im Kern und HB_s-Ag im Cytoplasma der Leberzellen haben Bianchi et al. [5] vier verschiedene Reaktionsmuster der zellvermittelten Immunität nach Hepatitis B-Infektion aufgestellt:

*Immundefekt
bei HB_s-Ag-
Trägern*

*Reaktions-
muster der
zellvermittelten
Immunität*

1. Eliminationstyp

*Begrenzter
Verlauf,
Prognose gut*

Bei diesem, für die ausheilende Erkrankung charakteristischen Muster finden sich trotz *positiven Nachweises von HB_s-Ag* (und oft auch HB_e-Ag) *im Serum keine Virusantigene im Lebergewebe*. Der Eliminationstyp kommt bei der klassischen, akut-ikterischen Hepatitis auf dem Höhepunkt der Erkrankung vor. Im pränekrotischen, präklinischen Stadium können dagegen HB_sAg und HB_c-Ag in der Leber nachgewiesen werden. Diese Virusexpression vor Ausbruch der Erkrankung stellt somit ein Stadium vor dem Wirksamwerden der Immunantwort dar. Die akute hepatitische Erkrankung führt dagegen zu Nekrose und Elimination der infizierten Leberzellen. Der Verlauf ist limitiert, wenn auch gelegentlich protrahiert, die Prognose gut [5].

2. Generalisierter HB_c-Ag-Typ (HB_c-Prädominanztyp)

Dieses Muster kommt vor allem *bei* effektiv *immunsuprimierten Personen* (Nierentransplantierte, onkologische Patienten unter Cytostatica, Steroidbehandelte), aber auch *bei Neugeborenen HB_s-Ag- und HB_e-Ag-positiver Mütter* und gelegentlich aus unklarer Ursache vor. Der HB_c-Prädominanztyp weist also auf eine fehlende celluläre Immunantwort hin. Dementsprechend vermehrt sich das Hepatitis B-Virus uneingeschränkt in den Leberzellen. Diese Virusvermehrung zeigt sich immunhistologisch durch das Befallensein von 60%–100% der Leberzellkerne mit Core-Antigen. HB_s-Ag ist in wechselndem Maß im Cytoplasma zu finden. Im Blut kommen Dane-Partikel und HB_e-Ag vor, die *Patienten sind also „infektiös"*. Wegen der fehlenden Immunreaktion sind histologische, biochemische und klinische Hepatitiszeichen schwach ausgeprägt oder nicht vorhanden. Trotzdem gelten die HB_s-Ag-Träger vom HB_c-Prädominanztyp als „leberkrank", da sich in den Hepatocytenkernen das Virus vermehrt.

Keine celluläre Immunantwort

Patient leberkrank

3. HB_c-Ag-freier HB_s-Ag-Typ (HB_s-Prädominanztyp)

Auch dieses Expressionsmuster ist wie der HB_c-Prädominanztyp histologisch, biochemisch und klinisch durch *nur geringe* (sog. chronisch persistierende oder noch häufiger unspezifisch reaktive Hepatitis) *oder fehlende Entzündung* charakterisiert. Immunhistologisch findet sich eine ausgedehnte Expression von intracytoplasmatischem HB_s-Ag, während nucleäres HB_c-Ag und membranassoziiertes HB_s-Ag fehlen. Entsprechend der fehlenden HB_s-Ag-Synthese im Leberzellkern finden sich *keine Dane-Partikel* im Blut und HB_eAG ist *negativ*. Dagegen kann *häufig Anti-HB_e* nachgewiesen werden. Unter den „gesunden" HB_s-Ag-Trägern überwiegt in unseren Breiten dieser *„wenig oder nicht infektiöse" Typ*. Die Deutung dieses Expressionsmusters ist schwierig: Offenbar besteht einerseits eine unvollständige Virussynthese mit mangelnder Virusexpression, andererseits komplette Immuntoleranz gegenüber HB_s-Ag in Leber und Blut [5].

Chronisch persistierende unspezifisch reaktive H.

Wenig oder nicht infektiös

4. Focaler HB$_c$-Ag-Typ

Chronisch aktive H., Infektiös

Im Gegensatz zum generalisierten HB$_c$-Ag-Typ finden sich HB$_c$-Ag-enthaltende Leberzellkerne nur herdförmig und in höchstens 60% aller Hepatocyten. HB$_s$-Ag kann in 0%–30% der Leberzellen nachweisbar sein. Dieser Expressionstyp ist charakteristisch für die sog. aggressiven Verlaufsformen der Hepatitis B mit Piecemeal(= Mottenfraß-)-Nekrosen, also die chronisch aktive Hepatitis. Neben dem intranukleären HB$_c$-Ag kann *reichlich membrangebundenes HB$_s$-Ag* vorhanden sein. Das *Serum ist generell infektiös*. Für die aggressiven Formen sind besonders *hohe Anti-HB$_c$-Titer* im Serum typisch [5]. Im Gegensatz zum generalisierten HB$_c$-Ag-Typ, bei dem komplette Immuntoleranz gegenüber dem Hepatitis B-Virus besteht, liegt beim focalem HB$_c$-Ag-Typ eine *partielle*

Partielle Immuninsuffizienz

Immuninsuffizienz vor, so daß zwar ständig einige Virusbefallene Zellen eliminiert werden, die *vollständige Eradikation aller infizierten Hepatocyten* aber *nicht gelingt*. Daraus folgt, daß der HB$_c$-Ag-Befall der Leberzellkerne umso geringer ist, je aggressiver eine chronisch aktive Hepatitis verläuft. *Immunsupressive Behandlung* einer chronisch aggressiven Hepatitis B bewirkt in der Regel einen Rückgang der entzündlichen Aktivität, d. h. histologisch einen *Wechsel von chronisch aggressiver zu chronisch peristierender Hepatitis*. Dieser führt zwar zu Besserung des klinischen Zustandes und zu Rückgang der Transaminasen, gleichzeitig aber steigt die Zahl der HB$_c$-Ag-haltigen Leberzellen enorm an. Diese Beobachtung zeigt, wie problematisch die Behandlung der chronischen Hepatitis B mit Steroiden und/oder immunsuppressiven Substanzen ist. Deshalb wird heute empfohlen, nur stark aktive Formen der chronisch aggressiven Hepatitis B mit Steroiden zu behandeln [25].

Nur sehr aktive Formen steroidbehandeln

2.3.3 Spezielle Verlaufsformen der Hepatitis B-Infektion bei Kindern

Bei Kindern

Kinder, die auf *nicht-parenteralem Wege mit Hepatitis B infiziert* werden, eliminieren nur wenige oder keine affizierten Leberzellen und *werden* deshalb *chronische Träger* mit geringen oder fehlenden Nekrosen [34]. Obgleich sie große Mengen von HB$_s$-Ag produzieren, haben sie meistens nur wenige Dane-Partikel im Serum, so daß ihr Blut nur in solchen Mengen infektiös ist, wie sie für Transfusionen benutzt

*Komplement-
verbrauchende
Komplex-
bildung
HB_s-Ag/
Anti=HB_s*

*Nephritis
Gianotti-Crosti
Syndrom*

Arthritis selten

werden. Durch den großen Überschuß an HB_s-Ag wird das gebildete Anti-HB_s rasch aus dem Serum entfernt. Es können dann **Komplexe aus HB_s-Ag und Anti-HB_s** in einer Größenordnung entstehen, daß der **Komplementspiegel erniedrigt** wird. Diese Komplexe können in verschiedenen Geweben, besonders **in Glomerula, Synovia** und **Gefäßen** abgelagert werden, woraus spezielle extrahepatische Manifestationsformen der Hepatitis B-Infektion, wie **Glomerulonephritis** und die **Acrodermatitis papulosa infantum (= Gianotti-Crosti-Syndrom)**, resultieren [34]. Beim Gianotti-Crosti-Syndrom stehen die Hauterscheinungen klinisch im Vordergrund, während die Hepatitis sich oft nur als biochemischer Zufallsbefund ergibt. Viruspartikel wurden in der Haut nachgewiesen [34]. Die durch Hepatitis B-Virus verursachten Glomerulonephritiden können zum endocapillär proliferativen, membrano-proliferativen oder membranösen Typ gehören. In der Niere werden HB_s-Ag-Anti-HB_s-Immunkomplexe gefunden, im Serum kann HB_s-Ag oder Anti-HB_s überwiegen. Im Gegensatz zum Erwachsenen kommen **Arthritiden durch HB_s-Ag-AK-Komplexe** bei Kindern nur selten vor [34].

2.3.4 Prophylaxe und Therapie der Hepatitis B

*Standard-γ-
Globulin bei
HB wirkungslos*

Im Gegensatz zur Hepatitis A kann die Hepatitis B-Infektion durch Standard-γ-Globulinpräparate nicht sicher verhütet werden [8, 26]. Aber auch Versuche mit **Immunglobulinpräparaten**, die **Anti-HB_s in hohem Titer** enthalten, haben gezeigt, daß diese nur dann die Infektion mit Hepatitis B-Virus verhüten können, wenn sie **innerhalb von längstens 48 Std** nach der Inoculation appliziert werden. Bei späterer Gabe sinkt die Effektivität von Anti-HB_s-Hyperimmunglobulin wahrscheinlich schnell ab [8]. Die Injektion von Hepatitis B-Immunserumglobulin **mehr als 7 Tage** nach der Infektion ist sicher **wirkungslos** [8]. Nach Müller kann eine Immunprophylaxe mit Hepatitis B-Immunoglobulin für folgende Situationen empfohlen werden:

*HB-Immun-
serumglobulin*

*Prophylaxe
empfohlen*

1. **Für Personen, die** dem Hepatitis B-Virus akut und **stark exponiert** waren, z. B. nach zufälliger Inoculation von HB_s-Ag-positivem Material (Nadelstichverletzung, s. [1] oder nach sehr engem bzw. Intimkontakt mit Patienten, die an akuter Hepatitis B erkrankt sind.

2. Bei *Neugeborenen HB$_s$-Ag-positiver Mütter*, insbesondere wenn die Mutter auch HB$_c$-AG-positiv ist oder kein Anti-HB$_e$ im mütterlichen Serum nachgewiesen werden kann.

Problematisch **Umstritten** bleibt eine Immunprophylaxe mit Hepatitis B-Immunglobulin *bei Personen, die* dem *Hepatitis B-Virus wiederholt ausgesetzt* sind, wie z. B. das Personal auf Dialyseeinheiten oder Kontaktpersonen zu chronischen HB$_s$-Ag-Trägern. In diesen Fällen hat die Exposition in der Regel schon lange vor der Erkennung der Infektionsmöglichkeit stattgefunden, so daß die *Hyperimmunglobulingabe meist zu spät kommt*. Dementsprechend ließ sich in diesen Gruppen ein krankheitsverhütender Effekt von Hepatitis B-Immunglobulin statistisch nicht signifikant belegen. In diesen Gruppen ist die sorgsame Beachtung selbstverständlicher hygienischer Regeln die beste Prophylaxemaßnahme [26].

Unnötig Überflüssig ist die Gabe von Hepatitis B-Immunglobulin an *Personen, die* bereits *Anti-HB$_s$* im Serum *haben* und *zur Prophylaxe* der *Posttransfusionshepatitis*, da diese heute nach Ausschluß HB$_s$-Ag-positiver Blutspender zu 90% nicht durch das Hepatitis B-Virus verursacht wird [30]. Eine

Vaccine Vaccine zur aktiven Immunisierung gegen Hepatitis B wird
Therapie zur Zeit entwickelt [8]. Eine virusspezifische *Therapie der etablierten Hepatitis B-Infektion gibt es noch nicht*. Die noch viel geübten diätetischen Maßnahmen und die Gabe von sog.

Keine Leberschutzpräparaten haben keine rationale Basis [34].
Corticosteroide *Corticosteroide* sollten bei akuter Hepatitis B vermieden werden, weil sie *unwirksam* sind und die Virus- bzw. *Antigenpersistenz begünstigen* [34]. Im Gegensatz zur guten Wirksamkeit von Glucocorticoiden allein oder in Kombination mit Azathioprin auf die HB$_s$-Ag-negativen Formen der chronisch aggressiven Hepatitis ist der *Nutzen* dieser Therapie *bei der chronisch aggressiven Hepatitis B* bisher *fraglich*, so daß die Indikation zu dieser Behandlung nur mit Zurückhaltung (z. B. sehr starke entzündliche Aktivität) gestellt werden soll [39]. Die *chronisch persistierende* Hepatitis B sollte *grundsätzlich nicht* mit differenten Medikamenten behandelt werden [25, 39].

Literatur

1. Alter HJ, Seef LB, Kaplan PM, McAuliffe VJ, Wright HC, Gerin JL, Purcell RH, Holland PV, Zimmermann HJ (1976) Type B hepatitis: The infectivity of blood positive for e antigen and DNA polymerase after accidental needlestick exposure. N Engl J Med 295: 909–913
2. Baenkler H (1979) Comparative immunology of hepatitis A and B. Acta Hepatogastroenterol (Stuttg) 26: 78–83
3. Beasley RP, Trepo C, Stevens CE, Szmuness W (1977) The e antigen and vertical transmission of hepatitis B surface antigen. Am J Epidemiol 105: 94–98
4. Bianchi L, Gudat F, Sonnabend W (1975) Core- und Surface-Antigen im Lebergewebe und Verlaufsformen der Hepatitis B. In: Neumayr A (Hrsg) Aktuelle Probleme der klinschen Hepatologie. Witzstrock, Baden Baden Brüssel, pp 290–316
5. Bianchi L, Singeisen M, Stalder GA, Gudat F (1978) Chronische Hepatitis B: Beziehungen zwischen Virus in der Leber und Immunantwort. Münch Med Wochenschr 120: 1535–1540
6. Dane DS, Cameron CH, Briggs M (1970) Virus-like particles in serum of patients with Australia-antigen-associated hepatitis. Lancet I: 695–698
7. Deinhardt F (1977) Hepatitis B: neue Aspekte, praktische Konsequenzen, Virologie und Epidemiologie. Schweiz Med Wochenschr 107: 505–510
8. Deinhardt F (1979) Aktuelle Hepatitis-Virologie. Klinikarzt 8: 281–292
9. Deinhardt F, Frösner GG (1977) Neuere Erkenntnisse auf dem Gebiet der Virushepatitis. Internist (Berlin) 18: 188–194
10. Deinhardt F, Frösner G (1979) Diagnostik der Hepatitis mit Radioimmunoassays. Pädiat Prax 21: 393–395
11. Dienstag JL, Szmuness W, Stevens CE, Purcell RH (1978) Hepatitis A virus infection: new insights from seroepidemiologic studies. J Infect Dis 137: 328–340
12. Dragosics B, Pesendorfer F, Wewalka F (1975) Die anti-HBs-Ag-positive Hepatitis mit schwerem Verlauf. Verh Dtsch Ges Inn Med 81: 1353–1356
13. Feinstone SM, Kapikian AZ, Purcell RH (1973) Hepatitis A: Detection by immune electron microscopy of a virus-like antigen associated with acute illness. Science 128: 1026–1028
14. Feist D (1977) Untersuchungsmethoden bei Hepatitiden im Kindesalter. Pädiat FortbildK Praxis 44: 13–26
15. Feist D, Thamer G (1978) Hepatitis B in der Schwangerschaft: Auswirkungen auf die Frucht, Manifestationsformen und Prophylaxe beim Neugeborenen. Pädiat Prax 20: 153–159
16. Frösner GG (1977) Nachweis von Hepatitis-A-Antigen und-Antikörpern zur Diagnose der Hepatitis-A-Infektion. Münch Med Wochenschr 119: 825–828
17. Frösner GG (1978) Serologisch-immunologische und virologische Diagnostik der akuten und chronischen virusbedingten Hepatitis. Med Welt 29: 567–569
18. Frösner GG, Frösner HR, Haas H, Dietz K, Sugg U, Schneider W (1977) Häufigkeit von Hepatitis-A-Antikörpern in Bevölkerungsgruppen verschiedener europäischer Länder. Schweiz Med Wochenschr 107: 129–133
19. Gerety RJ, Schweitzer IL (1977) Viral hepatitis type B during pregnancy, the neonatal period, and infancy. J Pediat 90: 368–374

20 Höpken W, Willers H (1978) Epidemiologie der Hepatitis B. Bundesgesundheitsblatt 21: 356–363
21 Hoofnagle JH, Gerety RJ, Smallwood LA, Barker LF (1977) Subtyping of hepatitis B surface antigen and antibody by radioimmunoassay. Gastroenterology 72: 290–296
22 Koff RS, Slavin MM, Lorna RN, Connelly JD, Rosen DR (1977) Contagiousness of acute hepatitis B: Secondary attack rates in household contacts. Gastroenterology 72: 297–300
23 Maier KP, Gerok W (1978) Antigene und Antikörper in der Diagnostik der akuten Virushepatitis. Dtsch Med Wochenschr 103: 590–591
24 Meyer zum Büschenfelde KH, Arnold W, Hütteroth TH (1977) Immunologische Aspekte der Virushepatitis. Internist 18: 201–207
25 Mörl M (1979) Wie wirksam ist unsere Therapie der chronischen Hepatitis? Klinikarzt 8: 303–308
26 Müller R (1977) Neue Aspekte der Therapie und Prophylaxe von Virushepatitiden. Leber Magen Darm 7: 295–299
27 Müller R, Willers H, Freise J, Höpken W (1978) Wie häufig ist eine chronische Hepatitis als Folge der akuten Virushepatitis A und der Hepatitis Non A-Non B? Z Gastroenterol 16: 760–767
28 Ohlen J, Richter J (1976) Australia-Antigen; Eine Übersicht: 5. Hepatitis B-Antigene und -Antikörper bei hepatischen Erkrankungen. Fortschr Med 94: 1608–1618
29 Okada K, Kamaiyama I, Inomata M, Imai M, Miyakawa Y, Mayumi M (1976) e antigen and anti-e in the serum of asymptomatic carrier mothers as indicators of positive and negative transmission of hepatitis B virus to their infants. N Engl J Med 294: 746–749
30 Petzoldt R, Hartwich G (1976) Gedanken zur Hepatitis-Prophylaxe. Medizin 4: 1573–1575
31 Prince AM, Grady GF, Hazzi C, Brotman B, Kuhns WJ, Levine RW, Millian SJ (1974) Long-incubation post-transfusion hepatitis without serological evidence of exposure to hepatitis-B virus. Lancet II: 241–246
32 Provost PJ, Wolanski BS, Miller WJ, Ittensohn OL, McAleer WJ, Hilleman MR (1975) Physical, chemical, and morphological dimensions of human hepatitis A virus strain. CR 326. Proc Soc Exp Biol Med 148: 532–539
33 Robinson WS, Lutwick LI (1976) The virus of hepatitis, type B. N Engl J Med 295: 1168–1175
34 Schaffner F (1976) Hepatitis B virus infection in children. In: Berenberg SR (ed) Liver diseases in infancy and childhood. Nijhoff, Den Haag, pp 163–179
35 Thaler H (1977) Neues aus der Hepatitisforschung. Therapiewoche 27: 521–530
36 Thomssen R, Gerlich W, Stamm B (1978) Hepatitis-B: Erreger und Infektionsverlauf unter Berücksichtigung vorläufiger Ergebnisse einer Gemeinschaftsstudie. Bundesgsundheitsblatt 21: 337–344
37 Toppet M, Rodesch P, Cadranel S (1976) Pronostic de l'hépatite virale chez l'enfant: A propos de 470 cas d'entfants soignés au foyer. Acta Gastroenterol Belg 39: 334–339
38 Velasco M (1978) Virushepatitis – neue Daten, neue Probleme. Editorial Literarischer Schnelldienst Falk,
39 Wienbeck M, Strohmeyer G (1977) Chronische Hepatitis Dtsch Ärztebl 38: 2273–2277

3 Anwendung von Immunglobulinpräparaten zur Hepatitisprophylaxe
(F. Bläker)

3.1 Vorbemerkungen

Passive Immunisierung Die Gabe von Immunglobulinen zum Schutz vor Infektionen wird als passive Immunisierung bezeichnet. Ziel der passiven Immunisierung ist die **Inaktivierung und Elimination des infektiösen Agens.** Das gesetzte Ziel kann nur erreicht werden, wenn folgende Voraussetzungen erfüllt sind:

Voraussetzungen der Wirkung Das infektiöse Agens muß durch Antikörper gebunden und unschädlich gemacht werden. Zur Elimination von Bakterien und Pilzen sind Antikörper nur bedingt fähig. **Viren** sind **nur angreifbar, solange** sie sich **nicht** intracellulär befinden.

Das Antikörperpräparat muß also rechtzeitig verabreicht werden, bevor das Antigen in Zellen eingeschleust wird, sich vermehrt und über den gesamten Organismus ausbreitet oder einzelne Organe befällt.

Das verwendete Immunglobulinpräparat muß eine ausreichende Konzentration funktionstüchtiger, spezifisch wirkender Antikörper enthalten. Um derartige Präparationen zu erhalten, bedarf es **besonderer Auswahlverfahren.** Hyperimmunglobuline, aus selektierten Spenderseren oder Rekonvaleszentenseren gewonnen, weisen einen besonders hohen Gehalt einer Antikörperqualität auf.

Wirkungsweise Sind die genannten Voraussetzungen erfüllt, wird nicht nur die Krankheit verhindert, es unterbleibt auch die aktive Immunantwort des infizierten Organismus. Eine passive Immunisierung ist also **nur vorübergehend wirksam,** sie hinterläßt **keinen langfristigen Schutz.** Die Schutzdauer wird von der Halbwertzeit der Antikörper bestimmt, die je nach Präparation des verwendeten Immunglobulins sowie nach individuellen Metabolisierungs- und Eliminationsvorgängen **3 Wochen oder weniger betragen.**

3.2 Grundlagen der Hepatitisprophylaxe

Unvollständige Voraussetzungen

Mißt man die Immunprophylaxe infektiöser Hepatitiden nach den genannten Kriterien einer passiven Immunisierung, so bleiben einige der genannten Vorbedingungen unerfüllt oder zumindest strittig. Die Gründe hierfür liegen zum einen in der **mangelhaften Detailkenntnis der pathogenen Agens,** vor allem bei den Non-A-non-B-Hepatitiden, zum anderen in der **begrenzten Verfügbarkeit von Methoden,** die *Infektiosität* von Materialien wie Blut und Blutbestandteilen sicher zu *erkennen* und nach *Erregerart zu differenzieren*. Hypothetisch ist schließlich auch die Annahme, daß meßbare Antikörper gegen Marker von Hepatitisviren, wie z. B. HB_s-AG mit wirksamen Antikörperqualitäten gegen den infektiösen Bestandteil des Virions übereinstimmen könnten [2, 7, 8,9].

Infolge unzureichender Kenntnis der immunologischen Grundlagen kann die *Immunprophylaxe* der infektiösen Hepatitiden zur Zeit **nur nach empirischen Daten beurteilt** werden. Die bisherigen Studien bilden auch die Basis für eine anschließende Diskussion über Indikation und Durchführung der Immunglobulingabe.

Indikation

Der Einsatz von Immunglobulinen zur Prophylaxe infektiöser Hepatitiden konzentriert sich auf die Hepatitiden A und B. Mitteilungen über Versuche, die Non-A-non-B-Hepatitis durch passive Immunisierung zu verhindern, lassen keine eindeutige Aussage zu, vor allem kann aus ihnen nicht abgeleitet werden, daß die Immunglobulinprophylaxe wirksam wäre [2, 7, 11].

3.2.1 Prophylaxe der Hepatitis A

Normales γ-Globulin

Die Verhütung der Hepatitis A gelingt durch Übertragung von normalem humanem Immunglobulin. Untersuchungen über den Immunisierungsgrad gegen Hepatitis A lassen erkennen, daß mit zunehmendem Alter bis zu 75% aller Menschen *zirkulierende Antikörper gegen Hepatitis A* gebildet haben [3].

In einem Immunglobulinpräparat, das aus gepoolten Seren von mehr als 1000 gesunden Spendern gewonnen wird, müssen demnach Hepatitis A-Antikörper in großer Menge vorhanden sein. Insofern ist das normale humane Immunglobulin als Hyperimmunserum gegen das die Hepatitis A auslösende, RNA enthaltende Picorna-Virus anzusehen. Zum Schutz vor Hepatitis A reichen geringe Immunglobulinmengen aus, die *Dosis von 0,02 ml/kg Körpergewicht* eines 16%igen γ-Globulinpräparates *schützt* über eine Zeit von *3–4 Wochen.*

3.2.2 Prophylaxe der Hepatitis B

Immunglobulin aus Hyperimmunserum

Wesentlich unsicherer ist der Effekt der passiven Immunisierung gegen Hepatitis B [10]. Als *Indikator* der protektiven Wirksamkeit von Immunglobulinpräparaten wird ihre *Konzentration an Antikörpern gegen* das *Oberflächenantigen* von Hepatitis B-Viren gewertet. Antikörper gegen Kern und Kernbestandteile signalisieren keine Schutzfunktion, sie treten im natürlichen Ablauf der Erkrankung zu einem Zeitpunkt auf, in dem noch Infektiosität besteht. Hoofnagle et al. [5] haben in einer langfristigen Analyse nachgewiesen, daß Anti-HB_e-haltiges Blut sowohl eine Hepatitis B auslösen als auch eine aktive Immunreaktion gegen Hepatitis B induzieren kann.

Antikörper gegen HB_s-AG sind in niedriger Konzentration in normalem humanem Immunglobulin vorhanden. Zur Prophylaxe werden im allgemeinen jedoch Hyperimmunglobuline vervendet. Die wichtigsten Ergebnisse sollen beispielhaft genannt werden:

Ergebnisse Durch zweimalige Hyperimmunglobulingabe im Abstand von 4 Wochen konnte *nach akzidentellem Antigenkontakt* die Frequenz der Serumhepatitis über einen Zeitraum von 4–6 Monaten signifikant gesenkt werden. Im weiteren Verlauf glichen sich die Ergebnisse an [4]. Bei *Dialysepatienten* und bei dem *ärztlichen und Pflegepersonal auf Dialysestationen* konnte die Hepatitishäufigkeit durch Hyperimmunglobulinprophylaxe über einen Zeitraum von 12 Monaten gesenkt werden [6, 9].

Eine Analyse der gezeigten und weiterer Untersuchungsreihen läßt die *Mängel der Hepatitis B-Hyperimmunglobulinprophylaxe* deutlich werden. Die verwendeten Hyperimmunseren sind unterschiedlicher Herkunft, sie haben *unterschiedliche Antikörperkonzentrationen* gegen den Virusmarker HB_s-AG. Sie werden in den verschiedenen Studienreihen unterschiedlich dosiert und in unterschiedlichen Intervallen injiziert.

Außerdem wird zur Kontrolle der Wirksamkeit eines Hyperimmunglobulins nahezu regelmäßig ein normales humanes Immunglobulinpräparat verwendet, nicht ein Placebo. Ein wirksamer Ansatz zur Verbesserung der Ergebnisse könnte in der **häufigeren Gabe von Immunglobulinpräparaten** bestehen. Wir haben in einer ersten Studie in den Jahren 1975 und 1976 über 18 Monate bei Kindern, die wegen einer terminalen Niereninsuffizienz in der Hämodialysebehandlung waren, regelmäßig Hyperimmunglobulin intramusculär appliziert. Wir haben aus dieser Studie folgende Informationen:

Ergebnisse einer Prophylaxestudie

Die **Halbwertzeiten der** übertragenen **Antikörper** schwankten zwischen **5 und 21 Tagen**. Derartig unterschiedliche Eliminationszeiten müssen bei einem Prophylaxeprogramm berücksichtigt werden, da zu unterschiedlichen Zeiten die Schutzschwelle unterschritten sein dürfte.

In der Beobachtungszeit von 18 Monaten sind unabhängig von der Zahl der Bluttransfusionen keine Hepatitis und keine aktive Immunantwort beobachtet worden [1].

Von Januar 1977 bis Oktober 1978 wurde die Immunglobulinprophylaxe nicht durchgeführt. In dieser Zeit wurden in der gleichen Dialyseeinheit bei unveränderter Transfusionshäufigkeit drei manifeste Hepatitiserkrankungen, davon zwei HB_s-AG-positive und drei aktive Immunantworten gegen Hepatitis B-Viren, gefunden. Aufgrund der Ergebnisse haben wir im Oktober 1978 in der gleichen Einheit eine zweite Studie mit intravenös applizierbarem Hyperimmunglobulin gegen Hepatitis B begonnen. Bis Mai 1979 ist darunter kein neuer Fall einer Hepatitis aufgetreten. Die Halbwertzeit der Hepatitisantikörper beträgt im Mittel 14 Tage.

Indikation zur Prophylaxe

Bei Auswertung aller vorliegenden Informationen erscheinen folgende **Empfehlungen** für die Anwendung von Immunglobulinen zur Prophylaxe der infektiösen Hepatitiden gerechtfertigt:

1. Eine Prophylaxe gegen **Hepatitis A** ist bei engem Kontakt zu Erkrankten indiziert. Sie ist auch zu empfehlen, wenn in einem überschaubaren Zeitraum eine massive Exposition zu erwarten ist.
2. Die Indikation zur **Hepatitis B**-Immunglobulinprophylaxe erstreckt sich im wesentlichen auf die besonders gefährdete Gruppe nach akzidentellem Antigenkontakt. Als eine weitere Indikation kann die Massentransfusion angesehen

werden. Der Schutz von *Dialyse-Patienten* durch Hyperimmunglobulin erstreckt sich gleichzeitig auch auf das *Dialysepersonal*, das mehr noch als die Patienten gefährdet ist.
3. Eine Immunprophylaxe ist auch bei nahem Kontakt zu einem Patienten im Stadium der akuten Erkrankung zu erwägen. Dies gilt in besonderem Maße für *Neugeborene* von Müttern, die *chronische HB_e-Antigenträgerinnen* sind. Ohne Prophylaxe ist gerade die letztgenannte Gruppe erheblich gefährdet.

Durchführung der Prophylaxe

Für die Durchführung der Prophylaxe werden folgende Vorschläge unterbreitet:
Das Hepatitisimmunglobulin sollte eine *einheitliche Titerhöhe* haben, damit die Ergebnisse der Immunprophylaxe vergleichbar werden. Es sollte in einer *normierten Dosis* injiziert werden. Die erste Injektion muß unmittelbar nach dem Antigenkontakt vorgenommen werden, eine zweite Injektion 4 Wochen später ist dringend indiziert; weitere Injektionen scheinen nach den vorliegenden Untersuchungsergebnissen gut begründet zu sein.

3.2.3 Schlußfolgerungen

Im Gegensatz zur Immunglobulinprophylaxe der Hepatitis A ist die Anwendung von Hyperimmunglobulin zur Prophylaxe der Hepatitis B bisher nicht als ein probates, in Wirksamkeit und Wirkung vollständig erkanntes Verfahren zu bezeichnen. Bevor die für Non-A-non-B-Hepatitis verantwortlichen Viren nicht näher charakterisiert und Präparationen mit gegen sie gerichteten Antikörpern nicht hergestellt werden können, sind sinnvolle Prophylaxeprogramme nicht aufzubauen.

Literatur

1 Bläker F, Altrogge H, Hellwege, HH Schliffke C, Stephan W (1976) Prophylaxe des HBs-Antigen-positiven Serumhepatitis mit Hyperimmunglobulin Anti-HBs. Untersuchungen zur Plasmaelimination von HBs-Antikörpern. Dtsch Med Wochenschr 101: 690
2 Deinhardt F (1979) Aktuelle Hepatitis-Virologie. Klinikarzt 8: 281
3 Frösner GG, Frösner HR, Haas H, Dietz K, Sugg V, Schneider W (1977) Häufigkeit von Hepatitis A-Antikörpern in Bevölkerungsgruppen verschiedener europäischer Länder. Schweiz Med Wochenschr 107: 129

4 Grady GF, Lee VA (1975) Hepatitis B immune globulin – prevention of hepatitis from accidental exposure among medical person. N Engl J Med 293: 1067
5 Hoofnagle JH, Seeff LB, Bales, ZB, Zimmermann HG (1978) Type B Hepatitis after transfusion with blood containing antibody to hepatitis B core antigen. N Engl J Med 298: 1379
6 Kleinknecht D, Courouce AM, Delons S (1977) Prevention of hepatitis B in hemodialysis patients using hepatitis B immunoglobulin: a controlled study. Clin Nephrol 8: 373
7 Knodell RG, Conrad ME, Ginsberg AL, Bell CJ (1976) Efficacy of prophylactic gamma-globulin in preventing Non-A, Non-B posttransfusion hepatitis. Lancet 1: 557
8 Krugman S, Oberby LR, Mushahwar IK, Ling C, Froesner GG, Deinhardt F (1979) Viral hepatitis, Type B. Studies on natural history and prevention revisited. N Engl J Med 300: 101
9 Prince AM (1978) Use of Hepatitis B immune globuline: Reassessment needed N Engl J Med 299: 198
10 Schober A (1978) Passive Immunprophylaxe der Hepatitis B. Bundesgesundheitsblatt 21: 372
11 Seeff LB et al. (1977) A randomized double blind controlled trial of the efficacy of immunge serum globulin for the prevention of post-transfusion hepatitis Gastroenterology 72: 111

4 Tollwut
(W. Klietmann)

In aufschlußreichen Übersichtsarbeiten ist der heutige Wissensstand auf diesem Gebiet leicht nachzulesen [4, 6, 7]. Sie erstrecken sich auf die Epidemiologie, Ätiologie, Pathogenese, die Klinik unter heutigen Intensivbehandlungsmethoden, Diagnose, moderne Impfstoffe für die aktive und passive Impfung, die bei der präexpositionellen Prophylaxe und postexpositionellen Therapie Anwendung finden.

4.1 Epidemiologie

Fuchs als Verbreiter
An der Tollwut können fast alle warmblütigen Wirbeltiere erkranken und kommen somit auch als potentielle Überträger der Krankheit auf den Menschen in Betracht. So ist die ***Tollwut heute über die gesamte Welt verbreitet mit wechselndem Tierreservoir:*** In Westeuropa kommt dem Fuchs eine Führungsrolle zu, und die Wildtiere bilden ein Virusreservoir (silvatische Tollwut), in den Mittelmeerländern kursiert sie unter Hunden und Katzen (urbane Tollwut), Afrika kann als vollständig verseucht gelten, verbreitet wird sie durch wildernde Hunde und Schakale, in Nordamerika hat sie, wie in Europa, seit 1964 stark zugenommen, verbreitet vor allem durch Füchse und Skunks, in Florida und Süd Georgia auch durch Waschbären, wo das Reservoir wohl Fledermäuse sind. In Südamerika ist die Fledermaus der bedeutsamste Vektor für die Tollwut [15].

4.2 Ätiologie

Das Rabiesvirus gehört zu den sog. Rhabdoviren. Es hält sich gut bei tiefen Temperaturen und bleibt noch wochenlang bei 4° C infektiös.
Beim infizierten Tier findet sich das Virus besonders im Zentralnervensystem und im Speichel, aber auch im Urin und gelegentlich in der Milch. Tierinfektionen verlaufen in der Regel letal [6].
Die Gestalt des Virus ist zylindrisch mit einem abgerundeten und einem planen Ende, woraus eine Geschoßform resultiert.

Struktur des Rabiesvirus

Die Partikeln enthalten eine bienenkorbähnliche innere helicale Struktur, das Ribonucleoprotein (RNP; einsträngige RNA in Assoziation mit Proteinen), umgeben von einer Proteinmatrix, dem inneren Membranprotein.
Das Core und die innere Proteinmembran werden von einer weiteren Hülle umgeben, die mit regelmäßig angeordneten Projektionen („Fortsätzen") besetzt ist, sog. Spikes von etwa 6–10 nm Länge, die an ihrem distalen Ende knopfähnliche Verdickungen tragen. Die Spikes enthalten eine Protein-Kohlenhydrat-Verbindung, das sog. Glykoprotein. Lipide finden sich nur in der äußeren Hüllmembran.
Die Glykoproteinspikes stellen auch das Antigen dar, das die Bildung neutralisierender Antikörper induziert, wodurch ein Schutz vor erneuter Infektion erworben wird [2, 7].

4.3 Pathogenese

Ausbreitungs-modus

Am experimentell infizierten Tier ließ sich zeigen, daß das Rabiesvirus **entlang der peripheren Nervenbahnen von der Eintrittspforte des Erregers in das Zentralnervensystem** gelangt. Dieser Ausbreitungsmodus dürfte auch beim Menschen der bevorzugte sein. Das Virus konnte bisher niemals aus dem Blut infizierter Personen isoliert werden. Die menschliche **Infektion** kommt **meist durch Bißverletzungen,** gelegentlich

Intakte Haut schützt

aber auch durch Lecken infizierter Tiere zustande. Die intakte Haut bietet in der Regel einen sehr guten Schutz. Andere Übertragungsweisen, wie die Inhalation von virushaltigen Aerosolen oder orale Aufnahme, spielen eine untergeordnete Rolle. Über die peripheren Nerven kann das Virus auch die

Lange Infektionszeit: 10 Tage bis 1 Jahr

Speicheldrüsen befallen und sich in Nieren, Nebennieren und Pankreas vermehren [6]. Die Ursachen für die langen Inkubationszeiten ist noch nicht völlig geklärt, diese scheinen aber von mehreren Parametern beeinflußt zu werden. Außer der Quantität des infizierenden Inoculums ist die Tatsache von Bedeutung, daß das Virus an der Eintrittspforte längere Zeit verweilen kann, bevor eine Replikation im ZNS einsetzt. In diesem Zeitraum kann das Virus sich auch an der Bißstelle innerhalb von Muskelzellen replizieren, bevor es innerhalb der Nervenzellen Richtung Rückenmark und Hirn aufsteigt. Häufig zeigt die Dauer der Inkubationszeit auch eine Abhängigkeit von der Länge des nervalen Migrationsweges des Virus zum ZNS. Die *lange Inkubationszeit bei Rabiesinfektionen stellt eine wichtige Voraussetzung für die Chance einer erfolgreichen postexpositionellen Impfbehandlung dar,* die das Paradigma par excellence einer Inkubationsimpfung repräsentiert [7].

4.4 Klinik

Die Krankheit manifestiert sich beim Menschen nach einer durchschnittlichen Inkubationszeit von 1–3 Monaten mit einer Variationsbreite von 10 Tagen bis zu 1 Jahr. *Bei Kindern* wird gewöhnlich eine *kürzere Inkubationszeit* als beim Erwachsenen beobachtet. Bei schweren Bißverletzungen im Gesicht und an den Extremitäten ist sie gewöhnlich kürzer als bei Verletzungen am Rumpf. Aus unbekannten Gründen tritt die Tollwut bei Männern siebenmal häufiger auf als bei Frauen, was nichts mit einem möglicherweise erhöhten Expositionsrisiko zu tun hat. Ähnlich liegen auch die Verhältnisse bei Tieren. *Etwa die Hälfte aller Erkrankungen beim Menschen tritt bei Kindern unter 15 Jahren auf.* Bei Mensch und Tier kann die Rabies in zwei unterschiedlichen Krankheitsbildern auftreten, die beide auf einer akuten Entzündung des Zentralnervensystems beruhen. Bei der bekannteren Form, der aggressiven Wut, ist vornehmlich das Hirn befallen, während bei der stillen Wut (paralytische Form) vorwiegend das Rückenmark Läsionen zeigt [6, 7].

Aggressive Wut: Hirnbefall
„Stille Wut": spinaler Befall

Das klinische Erscheinungsbild der Tollwut kann in vier Stadien unterteilt werden:

Stadien

1. Prodromalstadium

Während 2–4 Tagen besteht ein allgemeines Krankheitsgefühl mit Malaise, Appetitlosigkeit, Kopfschmerzen, Fieber und Erbrechen.

2. Sensorisches Stadium

Im Bereich der Bißstelle (und Körperpartie) kommt es bei vielen Patienten zu Paraesthesien und einer erhöhten Empfindlichkeit. Es besteht eine allgemeine vegetative Reizbarkeit, Speichel- und Tränenfluß, Schwitzen. Ein deutliches Angstgefühl macht sich bemerkbar. Nach 2–7 Tagen beginnt eine erhöhte Erregbarkeit.

3. Excitationsstadium

Das Leitsymptom dieses Stadiums sind die Spasmen im Bereich der Schlundmuskulatur, die beim Schluckakt ausgelöst werden. Schon das Anhören fließenden oder tropfenden Wassers kann diese Schlingkrämpfe beim Patienten auslösen, was der Krankheit auch den Namen „Hydrophobia" gab. Patienten lassen den Speichel (Infektionsgefahr!) aus dem Mund tropfen, um das Schlucken zu vermeiden. Unter heftigen Konvulsionen mit tonisch-klonischen Krämpfen kann der Tod eintreten.

4. Paralytisches Stadium

Überlebt der Patient das Excitationsstadium, wird er teilnahmslos, stuporös und schließlich komatös. Als Folge der neuralen Degeneration kommt es zu einer progressiven paralytischen Symptomatik.
Bei weniger als einem Fünftel der Fälle tritt die paralytische Form (stille Wut) ein, ohne daß zuvor ein Excitationsstadium durchlaufen wird. Paralytische Rabies kann nach Hundebissen auftreten, kommt aber am häufigsten bei Patienten mit Biß von einer tollwütigen Fledermaus vor und Patienten, denen Tollwutimpfstoff verabfolgt wurde. Das unterschiedliche klinische Bild der ZNS-Erkrankung beruht möglicherweise auf einer geringgradigen Änderung des Virus durch die Fledermauspassage, oder es hat seine pathogenen Eigen-

schaften unter dem Selektionsdruck der Immunantwort auf die Vaccine modifiziert. Im allgemeinen ist bei der paralytischen Rabies der Krankheitsverlauf protrahiert, und die Patienten können bei Intensivpflege bis zu 30 Tagen überleben. Als Komplikationen treten bevorzugt Pneumonien, gelegentlich auch eine Virusmyokarditis auf.

4.5 Diagnose

Tieruntersuchung Es existiert **bis jetzt keine Möglichkeit, beim gebissenen oder unter Infektionsverdacht stehenden Patienten eine Rabiesdiagnose zu stellen.** Der **inkubierte Patient** ist auch **nicht ansteckungsfähig.** Zu diesem Zeitpunkt kann nur durch Untersuchung des Tieres, das als Infektionsquelle verdächtigt wird, die Diagnose „Rabies" gestellt oder verneint werden.
Erst **ab Beginn der klinischen Manifestation** besteht die Möglichkeit des spezifischen serologischen Nachweises der Erkrankung (hohe Titer neutralisierender Antikörper in Serum und Liquor). Solche **Patienten sind Virusausscheider** und damit infektiös!

Verdacht auf Infektion Wurde ein Patient von einem tollwutverdächtigen Tier gebissen oder beleckt, so besteht Infektionsverdacht. In diesem Fall sollte das verdächtige Tier nicht sofort getötet, sondern nach Möglichkeit isoliert und beobachtet werden, was bei Haustieren meist keine Schwierigkeiten bereitet.
Falls das Tier 7 Tage nach dem Biß noch gesund erscheint, ist anzunehmen, daß es zum Zeitpunkt des Bisses noch kein Virus im Speichel ausschied [6, 7].

Labordiagnose Soll die Diagnose durch ein Laboratorium erfolgen, so muß das Tier getötet werden. Als Untersuchungsmaterial sind Hirn und Speicheldrüsen einzusenden. Die Tollwut kann über folgende Wege bewiesen werden:
1. Histologische Darstellung von Negri-Körperchen[1]. Deren Nachweis im Gehirn des Tieres ist am besten auf der Höhe der Erkrankung zu führen.

---

[1] Negri-Körperchen sind eosinophile intracytoplasmatische Einschlußkörperchen nach Infektion von Nervenzellen mit Straßenvirus

2. Demonstration des Virusantigens mittels Fluorescenzserologie (sehr sichere Schnelldiagnose, die innerhalb von Stunden ausgeführt werden kann).
3. Virusnachweis durch Infektionsversuch von Mäusen.

Bei Rabiesverdacht muß die Tollwutimpfbehandlung schon vor Eintreffen der Laboratoriumsdiagnose eingeleitet werden.

4.6 Therapie

Keine spezifische Therapie

Bei der manifesten Tollwut existiert keine spezifische Therapie. ***Der Krankheitsverlauf ist infaust.*** Auch die Gabe von homologem Tollwutimmunserum wurde wiederholt versucht, ohne daß ein Erfolg dokumentiert werden konnte. In der ***Intensivtherapie*** kommen Schutz vor Licht und Geräuschen, Sedierung (evtl. Narkose) sowie alle Maßnahmen in Frage, die mögliche Komplikationen verhindern oder behandeln [5, 6].

Auch wenn der klinisch manifesten Rabies in Übereinstimmung mit der bisherigen klinischen und wissenschaftlichen Erfahrung über diese Krankheit eine infauste Prognose gestellt wird, ist damit ***kein therapeutischer Nihilismus*** gemeint. Ein 6jähriger Junge und eine 45jährige Frau überlebten nach postexpositioneller Impfung eine klinische Tollwut mit Heilung bzw. leichter Defektheilung. Jeder Patient sollte unabhängig von der Erfolgsaussicht auf Heilung mit allen zur Verfügung stehenden symptomatischen Maßnahmen einer Intensivtherapie versorgt werden, schon wegen der Hoffnung, daß die Diagnose Tollwut auf einem Irrtum beruht (Differentialdiagnose: allergische postvaccinale Encephalomyelitis, hysterische Reaktion auf Biß eines tollwütigen Tieres, Poliomyelitis, Guillain-Barré-Syndrom, Delirium tremens, Intoxikation mit Belladonna-Alkaloiden). Daß selbst bei gesicherter Tollwutdiagnose die intensivmedizinische Betreuung in Kombination mit einer (noch relativ zeitig eingeleiteten) postexpositionellen Vaccination noch Chancen bietet, beweisen die oben zitierten Fälle. So großartig dieser Erfolg ist, wiegt er doch zahlenmäßig gering gegenüber den klinischen Tollwutfällen mit letalem Ausgang [3, 14].

Symptomatische Behandlung

Immunitäts- Die Rolle der humoralen Immunität ist wesentlich unklarer
mechanismen für die Überwindung einer Virusinfektion als ihre präexpositionelle Schutzwirkung. Die offensichtlich normale Genesung von Patienten mit einer A-γ-Globulinämie weist darauf hin, daß noch andere Faktoren als zirkulierende Antikörper an der Überwindung eines Virusinfektes beteiligt sein müssen. Neben einer funktionstüchtigen cellulären Immunität und dem Interferon sind auch noch weniger erforschte Mechanismen beteiligt, wie virusneutralisierende Inhibitoren, die Phagocytose und die Körpertemperatur [16].

Prophylaxe und Impfbehandlung

Die Schutzimpfung ist die alleinige sichere medizinische Maßnahme zur Verhinderung der Tollwut. Sie kann als prophylaktische (präexpositionelle) Maßnahme bei Personen mit einem besonderen Expositionsrisiko gegenüber Rabies (Veterinäre, Jäger, Förster, Landwirte, Tierhalter, Metzger, Laboratoriumspersonal, Briefträger, Touristen in Epidemiegebieten) durchgeführt werden. Weitaus häufiger wird sie als postexpo-
Impfbehandlung sitionelle Impfung (sog. Tollwutimpfbehandlung) bei Personen nach stattgehabter oder vermuteter Rabiesinfektion durchgeführt. Bei der postexpositionellen Impfung nutzt man die relativ lange Inkubationszeit für eine Immunisierung aus. Das Dilemma des Arztes bestand bisher im Abwägen der Immunisierungsrisiken gegenüber dem Risiko einer sich entwickelnden Tollwut. *Folgende Arten von Tollwutimpfstoffen sind bekannt:*

1. Impfstoffe aus Nervengewebe

Impfstoffe Die ersten Tollwutimpfstoffe bestanden aus Suspensionen infizierten Kaninchenrückenmarks. Auf der Basis von Pasteurs Verfahren sind verschiedene Tollwutimpfstoffe entwickelt worden (Semple, Fermi, Hempt), bei denen der Anteil an neuralem Gewebe denjenigen an inaktivierten Rabiesvirus mehrere Millionen Mal übertraf. Das Resultat einer Tollwutimpfung war häufig eine schwere allergische Encephalomyelitis mit Paresen und gelegentlichem infaustem Ausgang. *Die Neurovaccinen sind heute obsolet* [6, 7, 8].

2. Entenembryovaccine (DEV[1])

Ein gegenwärtig in der BRD noch zugelassener und verwendeter Impfstoff wird vom bebrüteten Entenembryo gewonnen[2]. Das in Enteneiern vermehrte „virus fixe" wird mit β-Propiolacton inaktiviert. Dieser Impfstoff stellt gegenüber früheren Vaccinen, wie der aus ZNS-Gewebe von Tieren hergestellten Hempt-Vaccine, eine erhebliche Verbesserung dar. Bei der DEV-Vaccine ist der gefürchtete „neuroallergische Faktor" zwar wesentlich verringert worden, es traten *bei* deren *Anwendung aber noch immer lokale Unverträglichkeiten, gelegentlich akute anaphylaktische Reaktionen und sogar Paresen* auf. Für eine komplette postexpositionelle Impfbehandlung sind wegen der immer noch relativ geringen Virusdosen weiterhin 17 Einzelinjektionen erforderlich, die das Risiko von allergischen Reaktionen besonders gegen noch im Impfstoff vorhandene Entenembryoantigene erhöhen [6, 7, 8].

3. Inaktivierter Tollwutimpfstoff (HDC) ad usum humanum[3]

Der von Koprowski und Wiktor am Wistar-Institut in Philadelphia entwickelte inaktivierte Tollwutimpfstoff (HDC) stellt ein Präparat dar, das die Idealforderung an eine Vaccine bezüglich Wirksamkeit und Verträglichkeit weitgehend erfüllt. Seit 1972 wurde der Impfstoff in den USA und anderen Ländern, darunter auch in der BRD, in Feldversuchen erfolgreich am Menschen eingesetzt und erprobt. *Diese jetzt auch in der BRD zugelassene Vaccine unterscheidet sich in ihrem Herstellungsverfahren und in ihrer Zusammensetzung grundlegend von früheren Tollwutimpfstoffen.* Als *Substrat für* die *Vermehrung des* Impfvirus werden *menschliche diploide embryonale Zellen* benutzt. Diese Zellkulturen aus embryonalen Lungenfibroblasten sind *völlig frei von neuralen Komponenten.* Außerdem besitzen sie für den Menschen nur homologe Zellantigene. Die Inaktivierung des Impfvirus erfolgt wie

---

[1] DEV = duck embryo vaccine
[2] Das Bundesgesundheitsamt empfiehlt jetzt die Verwendung von inaktivierten Tollwutimpfstoffen (HDC)
[3] HDC = human diploid cells
 In der BRD sind zwei Präparate zugelassen:
 1. Rabivac, Tollwut-HDC-Vaccine, Behringwerke
 2. Inaktivierter Tollwutimpfstoff (HDC) ad usum humanum, Mérieux/Rhodia Pharma

bei dem bisher verwendeten Entenembryoimpfstoff mit β-Propiolacton. Durch den nach Reinigung erzielten hohen Virusgehalt und die damit verbundene hohe Antigenität der Vaccine sind für eine prophylaktische Impfung nur noch 3, für eine postexpositionelle Impfung nur noch 6 Injektionen erforderlich [1, 6, 7, 8, 9, 10, 11, 12, 13].

Es werden sehr schnell und zuverlässig hohe Titer neutralisierender Antikörper gegen das Tollwutvirus beim geimpften Patienten induziert; *die Verträglichkeit der Präparate kann als sehr gut bezeichnet werden*. Nebenwirkungen, wie sie von früheren Tollwutimpfstoffen bekannt sind, konnten *nicht mehr beobachtet* werden. Die Vaccine entspricht den neuesten Empfehlungen der Weltgesundheitsorganisation (WHO) und des Bundesgesundheitsamtes (BGA) [6, 9].

Die gute Verträglichkeit des Impfstoffes erlaubt auch, eine wesentlich *weitere Indikation zu* seiner *Anwendung* zu stellen. Die Einzeldosis des gefriergetrockneten Impfstoffes beträgt für Kinder und Erwachsene 1,0 ml. Die *Applikation* erfolgt *vorzugsweise intraglutäal*.

4. Glykoproteinvaccine

Die *Glykoproteinvaccine* (Subunit-Vaccine), die nur noch die Spikes des inaktivierten Impfvirus enthält, stellt *eine wichtige Weiterentwicklung* der modernen Tollwutimpfstoffe dar. Ein Prototyp dieser Vaccine wurde erstmals durch die Arbeitsgruppe des Autors (Moers, Tübingen) in humanen Feldversuch erfolgreich erprobt.

Präexpositionelle Impfung gegen Tollwut (Prophylaxe)[1] Indikation

Eine vorbeugende Impfung gegen Tollwut besteht aus 3 Injektionen an den Tagen 0, 7 und 21 (als Tag 0 gilt der Tag der ersten Injektion) oder 0, 28 und 56.

Dauer des Impfschutzes

Eine präexpositionelle Tollwutschutzimpfung ist *bei erhöhter Expositionsgefahr* indiziert. Diese ist bei bestimmten Risikogruppen gegeben. Eine ausreichende Immunität besteht während 3–5 Jahren. Es empfiehlt sich eine Auffrischungsimpfung in Intervallen von 3 Jahren. Ein entscheidender Vorteil der prophylaktischen Impfung liegt in der Tatsache begründet, daß im Expositionsfall in Abhängigkeit vom Zeitpunkt

---

[1] Hinweis zu dem Immunisierungsschema: Nach einem Beschluß der ständigen Impfkommission des BGA (Merkblatt 75, 179 [1978]) werden bei der präexpositionellen Impfung 4 Injektionen an den Tagen 0, 3, 7 und 21 bzw. 3 Injektionen an den Tagen 0, 28 und 56 empfohlen

der durchgeführten Immunisierung *entweder ein voller Impfschutz* besteht *oder zumindest eine boosterfähige Grundimmunität* (wahrscheinlich lebenslang!) *vorhanden* ist.

Intradermale Impfung
Bei einer Impfstudie wurden neben einem intraglutäal mit der vollen Dosis von 1,0 ml Impfstoff zwei Kollektive intradermal mit 0,1 ml bzw. 2 × 0,1 ml nach dem Immunisierungsschema 0, 7, 21 geimpft. Die *Verträglichkeit* war *sehr gut.* Die Tatsache, daß bei einer prophylaktischen Impfung mit einem Zehntel bzw. zwei Zehnteln der Dosis – streng intradermal appliziert – gleich gute immunologische Ergebnisse zu erzielen sind, wie bei intramusculärer Injektion von 1,0 ml Impfstoff, ist eine sehr wichtige Beobachtung. Dieses Verfahren könnte besonders zu einer *ökonomischeren prophylaktischen Impfung von größeren Gruppen* genutzt werden [11].

Kontraindikation
Patienten, die sich einer prophylaktischen Impfung unterziehen, sollen klinisch gesund sein. Für die vorbeugende Impfung sind die bei allen Impfbehandlungen relevanten Kriterien zu beachten. *Von der prophylaktischen Impfung sind Schwangere vorsichtshalber auszuschließen.* Zwischen einer Pockenerstimpfung und einer Injektion des Tollwutimpfstoffes soll ein Abstand von 1 Monat eingehalten werden. Besonders zeitliche Abstände zu anderen Impfungen sind bei Verwendung der inaktivierten Tollwutvaccine (HDC) im Gegensatz zu früher gebräuchlichen Tollwutimpfstoffen nicht erforderlich. Nebenwirkungen siehe unten.

Postexpositionelle Tollwutschutzimpfung
1. *Patienten ohne Grundimmunisierung gegen Tollwut.* Eine vollständige postexpositionelle Impfbehandlung besteht für zuvor nicht grundimmunisierte Personen (Erwachsene und Kinder jeden Alters) aus *6 Injektionen,* von denen die erste möglichst unmittelbar nach der Exposition und je eine weitere am 3., 7., 14., 28. und 90. Tag nach der ersten Injektion verabreicht wird (als Tag 0 gilt der Tag der ersten Injektion).
2. Bei *vorhandener Grundimmunisierung,* die durch einen inaktivierten Tollwutimpfstoff (HDC) induziert wurde und nicht länger als 3 Jahre zurückliegt, genügen nach WHO-Empfehlungen *zwei Auffrischimpfungen* (Tag 0 und 10).

Indikation
Bezüglich einer postexpositionellen Tollwutimpfung (Wutschutzbehandlung) gelten die Richtlinien der Weltgesundheitsorganisation (WHO). Aufgrund dieser Richtlinien besteht Verdacht auf eine Tollwutinfektion immer bei Verletzung oder Beleckung durch ein tollwutkrankes oder tollwut-

verdächtiges Tier. *Alle Personen, bei denen die Gefahr einer Tollwutinfektion besteht, sind unverzüglich zu impfen. Im Zweifelsfall kann immer geimpft werden.* Falls sich das tollwutverdächtige *Tier* im Laufe der eingeleiteten Behandlung als *negativ* erweist, *sollte die Immunisierung niemals abgebrochen, sondern als prophylaktische Impfung weitergeführt werden.*

Kontraindikation

Schwangerschaft: Für eine indizierte Tollwutimpfung stellt eine Schwangerschaft keine Kontraindikation dar. Da es sich bei dem inaktivierten Tollwutimpfstoff (HDC) um einen Totimpfstoff handelt, sind aus virologischer und immunologischer Sicht auch *keine teratogenen Wirkungen zu erwarten.* Diese Annahme wird auch durch die wenigen bisher von uns dokumentierten Fälle von Schwangerschaftsimpfungen bestätigt, wo bei Mutter und Kind keine negativen Auswirkungen der Impfung festgestellt wurden.

Nebenwirkungen: Die *Verträglichkeit* des inaktivierten Tollwutimpfstoffes (HDC) kann als *sehr gut* bezeichnet werden. Die subjektiven Beschwerden oder objektivierbaren Nebenwirkungen waren leicht und von kurzer Dauer. Gelegentlich wird von Patienten leichte Müdigkeit und Abgeschlagenheit, selten eine Temperaturerhöhung während einiger Tage post vaccinationem angegeben. Ein Teil der Patienten zeigt eine Schwellung der peripheren Lymphknoten inguinal oder axillär in Abhängigkeit von der Applikationsstelle, die sich nach wenigen Tagen spontan zurückentwickelt. Lokal wurden gelegentlich leichte Rötungen, Druckschmerz oder Induration festgestellt.

Passive Immunisierung

Grundsätzlich erscheint es wünschenswert, daß wegen seiner weitaus besseren Verträglichkeit und besseren und längeren Wirksamkeit einem Rabiesimmunglobulin vom Menschen[1] der Vorzug gegeben werden sollte.

Tollwutimmunglobulin sollte ausschließlich der Behandlung postexpositioneller Fälle vorbehalten bleiben. Seine Anwendung sollte *nur in Kombination mit einer gleichzeitig eingeleiteten aktiven Impfung* mit inaktiviertem Tollwutimpfstoff (HDC) erfolgen (Simultanimpfung). Diese Kombinationsbehandlung stellt die optimale postexpositionelle Tollwutprophylaxe dar. Die simultane Applikation von homologem Tollwutimmunglobulin (20 IE/kg Körpergewicht) führt zu

---

[1] 1. Hyperab, Tropon-Cutter (homologes Rabiesimmunglobulin)
2. Berirab, Tollwutimmunglobulin, Behringwerke

keiner störenden Interferenz mit der Immunantwort auf die aktive Impfung.

Bei Indikation für Tollwutimmunglobulin bei Bißwunden sollte nach Möglichkeit bis zur Hälfte der Gesamtdosis lokal infiltriert werden. Der restliche Teil ist (ggf. in zwei Portionen) intraglutäal zu verabreichen [13].

Verträglichkeit, Nebenwirkungen, Kontraindikationen

Die Verträglichkeit von Tollwutimmunglobulin vom Menschen ist gut. Gelegentlich werden Druckschmerz an der Injektionsstelle und leichte Temperaturerhöhung beobachtet. *Nach Einleitung einer Simultanimpfung darf Tollwutimmunglobulin vom Menschen nicht wiederholt angewendet werden.*
Eine Kontraindikation besteht bei Personen mit bekannter allergischer Reaktion gegenüber humanem Globulin oder konservierenden Zusätzen wie z. B. Thiomersal. Die *bisher verfügbaren Präparate* dürfen *nicht i.v.* gespritzt werden. Dosierung von 20 IE/kg Körpergewicht nicht überschreiten!

Unspezifisch prophylaktische Maßnahmen: Tetanusprophylaxe

Wie bei allen frischen Verletzungen ist auch bei Tierbissen eine Tetanusprophylaxe entsprechend den dafür geltenden Richtlinien durchzuführen. Ein zeitlicher Abstand zu der Tollwutimpfung ist für eine aktive oder/und passive Impfung nicht einzuhalten.

Erste-Hilfe- und chirurgische Maßnahmen

Die wirksamste Schutzmaßnahme gegenüber der Tollwut ist die *gründliche Lokalbehandlung aller Bißwunden und Kratzer,* um das Tollwutvirus am Infektionsort zu vernichten.

Die verletzte oder kontaminierte Körperstelle ist *sofort mit Seifenlösung oder 1 %iger Zephirollösung gründlich zu reinigen* und *ausgiebig mit Wasser zu spülen. Alkohol* in mindestens 43%iger Konzentration, gleichgültig in welcher Form, ist ebenfalls *für* eine *Sofortbehandlung geeignet.* Eine sorgfältige Wundversorgung ist unabdingbare Voraussetzung einer sachgemäßen Behandlung.

Nach vorausgegangener Waschung (s. oben) ist 40–70%iger Alkohol, Jodtinktur oder eine 0,1%ige quaternäre Ammoniumverbindung zu applizieren. Noch vorhandene Seifenreste sind durch Spülen gründlich zu entfernen, da sie die quaternäre Ammoniumverbindung inaktivieren. *Eine behutsame, aber ausreichende Wundrandexcision ist immer notwendig.*

Ausnahmen sind lediglich bei Verletzungen im Gesicht und an der Hand gestattet. Soweit indiziert, wird Tollwutimmunglobulin vom Menschen (s. ,,Passive Immunisierung") in die Umgebung der Wunde infiltriert, nach Möglichkeit die Hälfte der zu applizierenden Gesamtdosis. *Tierbißwunden dürfen nicht genäht werden* [6, 9, 12, 13].

4.7 Übertragung der Tollwut von Mensch zu Mensch – Quarantäne

Quarantänebestimmungen für Tollwutpatienten *bestehen nicht.* Der als infiziert anzusehende Patient ist während seiner Inkubationszeit nicht infektiös. Erst wenige Tage vor Auftreten der klinischen Symptomatik und während der akuten Krankheit können Speichel, Tränen und Urin Viren enthalten. In solchen Fällen ist eine *Vaccination bei den Kontaktpersonen* indiziert. Ärzte und Pflegepersonal einer Intensivstation, die die Behandlung eines klinisch manifesten Tollwutfalles übernehmen, sollten über einen vollen Impfschutz verfügen, damit sie sich ohne Furcht vor einer Infektion dem Patienten widmen können. Die *Mensch-zu-Mensch-Übertragung der Tollwut spielt* praktisch eine *untergeordnete Rolle,* stellt *aber* eine *potentielle Gefahrenquelle* dar. Die Literatur enthält darüber mehrere Berichte [4, 6].

4.8 Meldepflicht

Meldepflicht besteht bei Verdacht, Erkrankungs- und Todesfall. Als Verdacht gelten: Verletzung (Biß) durch ein tollwütiges oder tollwutverdächtiges Tier sowie der Kontakt (Berührung) eines solchen Tierkörpers [6, 9].

Literatur

1 Cox J, Klietmann W, Schneider LG (1978) Human rabies immunoprophylaxis using HDC (MRC-5) vaccine. Dev Biol Stand 40: 105–108
2 Frank H, Flehmig B, Gelderblom H, Klietmann W, Schwarz H (1980) Comparative studies of the ultrastructure of enveloped viruses. J Virol (in preparation)
3 Hattwick MAW, Weis ThT, Stechschulte CJ, Baer GM, Gregg MB (1972) Recovery from Rabies. A case report. Ann Intern Med 76: 931–942
4 Kaplan C (1977) Rabies, the facts. Univ Press, Oxford
5 Klietmann W (1977) Stellungnahme zu: Aktuelle Probleme der Tollwut und Tollwutschutzimpfung. Möglichkeiten der unspezifischen Therapie bei Tollwut. Ärztebl Baden-Württemberg 6: 492

6. Klietmann W (1978) Die Tollwut. Neue Strategie bei der Prophylaxe. Deutsch Ärztebl 47: 2819–2824
7. Klietmann W (1978) Die Tollwut. Med Zeit 5: 157–163
8. Klietmann W, Koslowski L (1978) Neue Wege der präexpositionellen Tollwut-Prophylaxe und postexpositionellen Tollwutbehandlung des Menschen. Wehrmed Monatsschr 8: 239–245
9. Klietmann W, Koslowski L (1979) Empfehlungen zur präexpositionellen Tollwut-Prophylaxe und postexpositionellen Tollwut-Schutzbehandlung. Mitt Deutsch Ges Chir (15. Mai 1979)
10. Klietmann W, Domres B, Cox J (1978) Rabies post-exposure treatment and side-effects in man using HDC (MRC-5) vaccine. Dev Biol Stand 40: 109–113
11. Klietmann W, Schöttle A, Klietmann B, Cox J (1980) A large scale antirabies immunization study in humans using HDCS-vaccine: Prophylactic vaccination using different routes of application and postexposure treatment combined with and without simultaneous serum administration. WHO-Symposium on Rabies vaccines. Essen, Germany, March 5–8, Monography (Koprowski H, Kuwert E, Wiktor, T, ed Springer, Berlin Heidelberg New York (in press)
12. Kuwert EK, Marcus I, Höher PG, Werner J, Iwand A, Helm EB, (1977) Immunogenität, Wirksamkeit und Verträglichkeit einer Tollwut-Gewebekultur-Vakzine (HDCS-Impfstoff) beim Menschen. Empfehlungen für den prophylaktischen und postexpositionellen Einsatz (Impfschemata). Med Klin 72: 797–805
13. Kuwert EK, Werner J, Marcus I, Cabasso VJ (1978) Serovaccination by human immune globulin and HDCS-vaccine against Rabies. Dev Biol Stand 40: 129–136
14. Porras C (1976) Recovery from Rabies in man. Ann Intern Med 85: 44–48
15. Schoop U (1979) Das Vorkommen der Tollwut außerhalb der Bundesrepublik Deutschland. Tierärztl Umsch 34: 112–120
16. Wiktor TJ (1978) Cell-mediated immunity and postexposure protection from Rabies by inactivated vaccines of tissue culture origin. Dev Biol Stand 40: 255–264

5 Infektiöse Mononucleose (IM)
(Th. Luthardt)

Diagnostik

Das Epstein-Barr Virus (EBV) ist der häufigste Erreger des klinischen Bildes der infektiösen Mononucleose, ist aber auch für andere Erkrankungsformen, einschließlich des Burkitt-Lymphoms, verantwortlich [3]. Das sicherste Kriterium für eine frische Infektion ist das Vorhandensein von IgM-Antikörpern bei noch fehlendem Anti-EBNA-Titer. *Schnelltests* zur Bestimmung der heterophilen Antikörper sind *umso weniger zuverlässig, je jünger das Kind* ist. Bei *unter Fünfjährigen* sind sie *praktisch immer negativ* [4]. Bei 43 kindlichen Patienten mit infektiöser Mononucleose oder IM-ähnlichen Erkrankungen war 30mal die EBV-Serologie eindeutig im Sinne einer frischen Infektion positiv. Sieben Kinder hatten trotz Erkrankung keinerlei EBV-Antikörper. Sechs boten die Konstellation einer früher durchgemachten EBV-Infektion. Allerdings ergaben Nachprüfungen, daß die Monospottests bei diesen 13 Patienten entweder falsch positiv oder fehlerhaft interpretiert worden waren [2].

Vorkommen, Klinik

Im Rahmen einer epidemiologischen Studie konnte festgestellt werden, daß die meisten EBV-Primärinfektionen *im 1. Lebensjahrzehnt* vorkommen. Dreizehn Kinder, nach deren Antikörpermuster die Infektion erst kurz zurückliegend erfolgt sein mußte, boten akut oder in der Anamnese keine auf infektiöse Mononucleose verdächtigen Krankheitszeichen. Man kann also annehmen, daß *die meisten EBV-Primärinfektionen im Kindesalter* klinisch *stumm* ablaufen [6]. In einer Studie an 63 Fällen mit klinischer infektiöser Mononucleose bei Kindern konnte 43mal EBV als Ursache, *1mal Cytomegalievirus* und 5mal nachgewiesen werden, daß eine frische Infektion durch beide Viren vorlag. EBV ist also wohl der häufigste Erreger. Möglicherweise begünstigt das Zusammenkommen von EBV und CMV-Infektionen die klinische Manifestation der infektiösen Mononucleose. Nur bei der Hälfte der Kinder wurde eine relative *Lymphocytose über 50%* nachgewiesen. Sogenannte *Pfeiffer-Zellen* fanden sich *bei*

Bei 50% Lymphocytose

zwei Dritteln der Kinder. Der Nachweis dieser Zellen scheint stark vom Zeitpunkt der Untersuchung abzuhängen. Erhält man das Blutbild erst relativ spät in der akuten Phase, können die Pfeiffer-Zellen schon verschwunden sein [1].
Prüft man die Anzahl der virusinfizierten Monocyten im peripheren Blutbild, dann läßt sich erkennen, daß im akuten Krankheitsstadium ihre Zahl am höchsten ist. Sie sinkt im Laufe von 3 Monaten auf die sehr geringe Zahl wie bei gesunden Personen ab. Immunologische Kontrollmechanismen scheinen offensichtlich eine wesentliche Rolle in der Limitierung der Krankheit zu spielen [5].
Inzwischen ist man auch dabei, eine EBV-Vaccine zu entwikkeln, die zunächst zur *Vermeidung der infektiösen Mononucleose,* später bei Neugeborenen in Uganda zur *Prophylaxe des Burkitt-Lymphoms* eingesetzt werden soll. De The [7] ist der Meinung, daß eine EBV-Vaccine auch für Risikopersonen hinsichtlich des *Nasopharynxcarcinoms in Indien* zu diskutieren sei.

Vaccine

Literatur

1 Elsässer-Beile U (1978) Infektiöse Mononucleose im Kindesalter – Epidemiologie und Analyse von 63 Fällen aus der Universitäts-Kinderklinik Freiburg. Inaugural-Dissertation, Med. Fakultät der Universität Freiburg
2 Ginsburg ChM, Henle W, Henle G, Horwitz ChA (1977) Infectious mononucleosis in children. Evaluation of Epstein-Barr-Virus-Specific serological data. JAMA 237: 781–785
3 Karzon DT (1976) Infectious mononucleosis. Adv Pediatr 22: 231–265
4 Rapp CE Jr, Hewetson JF (1978) Infectious mononucleosis and the Epstein-Barr virus. Am J Dis Child 132: 78–86
5 Rocchi G, De Felici A, Ragona G, Heinz A (1977) Quantitative evaluation of Epstein-Barr-Virus-Infected mononuclear peripheral blood leukocytes in infectious mononucleosis. N Engl J Med 296: 132–134
6 Sumaya CV (1977) Primary Epstein-Barr Virus infections in children. Pediatrics 59: 16–21
7 Thé DeG (1978) Epstein-Barr virus. Is it timely to discuss a vaccine? Biomedicine 28: 15–17

6 Cytomegalie
(Th. Luthardt)

Nachweis

20%–25% Virusausscheider

Die Cytomegalie spielt, wie Forschungsergebnisse der letzten Jahre gezeigt haben [8], in der Pathologie des Menschen, insbesondere in der Schwangerschaft [9] und in der Kindheit eine größere Rolle als bisher angenommen. Mit den drei heute üblichen serologischen Standardmethoden: dem **indirekten Immunfluorescenztest,** dem **Antikomplement-Immunfluorescenztest** und der **Komplementbindungsreaktion** mit glycinextrahierten Antigenen lassen sich mehr als 98% aller Antikörperträger nachweisen [5]. 1% einer großen Gruppe schwedischer Säuglinge schied **bereits in der 1. Lebenswoche Virus aus.** Im Alter von 1 Monat waren es 12%, dann stellte sich ein **konstanter Wert von 20%–25%** ein. Eins der congenital infizierten Kinder war klinisch krank und hatte einen Cerebralschaden. Alle anderen waren subklinisch infiziert [1]. In einem afrikanischen Land mit einer 100%igen Durchseuchung der Erwachsenen schieden 1,4% der Neugeborenen am ersten Lebenstag CMV aus. Damit wurde gezeigt, daß in einer mütterlichen Population, bei der keine Primärinfektion während der Schwangerschaft mehr vorkommt, der Befall der Neugeborenen nicht geringer ist als unter europäischen Bedingungen mit einer Durchseuchung von etwa 60% [15].

Intrauterine und perinatale Infektion möglich

Die meisten congenitalen und perinatalen CMV-Infektionen kommen auch bei uns von Müttern, die schon vor der Schwangerschaft infiziert waren. Bisher weiß man noch nicht, ob die vermeintliche klinische Inapparenz der meisten dieser Infektionen im weiteren Leben des Kindes wirklich bestehen bleibt. Solange diese Frage nicht geklärt ist, kann die praktische Bedeutung einer möglichen CMV-Vaccine nicht abgeschätzt werden [12].

Mißbildungen

Teratogene Mißbildungen und **Defekte** nach intrauteriner CMV-Infektion sind wohl **an allen Organen möglich.** Wegen der geringen teratogenetischen Potenz des Virus handelt es sich aber immer nur um wenige Fälle. Ausnahmen machen

Inguinalhernien bei Knaben, *Abnormalitäten im Bereich des ersten Kiemenbogens und Hypoplasie oder Agenesie von Strukturen des ZNS.*

Warum so selten manifest? Als Faktoren für das seltene Vorkommen fetaler Erkrankungen bei so häufigen Infektionen könnten sein: Übertragung des Virus in einem frühen Gestationsalter, Primärinfektion der Mutter, hohe Virulenz des jeweiligen Virusstammes oder eine genetische Disposition des fetalen Wirts [13].

Späte Schäden Neugeboreneninfektion nicht immer harmlos Die im Neugeborenenalter erworbene Infektion gilt im allgemeinen – verglichen mit der intrauterin erworbenen Infektion – als harmlos. Ballard et al. [2] konnten in einer prospektiven Studie bei 51 Frühgeborenen, die wegen schwerer Störungen in der Neugeborenenzeit häufig Bluttransfusionen bekommen hatten, bei 31% dieser Kinder das Auftreten einer *erworbenen CMV-Infektion* nachweisen. Es wurden vor allem die kleinsten Kinder (mittleres Gestationsalter 28,5 Wochen gegenüber 33,6 Wochen bei den nichtinfizierten Neugeborenen) und *diejenigen Kinder infiziert*, die besonders *häufig Bluttransfusionen* erhalten hatten (im Mittel 21 Transfusionen gegenüber 4 bei nichtinfizierten Neugeborenen). Vierzehn dieser 16 infizierten Neugeborenen erkrankten dann *im Alter von 4–6 Wochen*, nachdem ihre ursprüngliche Störung völlig abgeklungen war, plötzlich an einem *septischen Bild* mit *Symptomen*, die sich vor allem *im Respirationstrakt* abspielten. Die

Sepsis Erkrankung dauerte 10–14 Tage. Drei Kinder, sie hatten auch die schwersten Grundkrankheiten im Neugeborenenalter, starben. Bei den anderen stellte sich die Ausgangssituation wieder ein. Klinisch fand sich am häufigsten *(93%)* eine

Hepatosplenomegalie *Hepatosplenomegalie*. 88% der Kinder hatten *septische Symptome,* 71% *Symptome der Atemwege*. Nur jedes dritte Kind hatte Fieber über 38° C. Bei praktisch allen Patienten fanden sich im Blutbild atypische Lymphocyten. 29% wiesen eine *Linksverschiebung* in der Granulocytenreihe auf. Ebenso viele wurden *thrombocytopenisch*.

Zwei Kinder mit schwerer Grundkrankheit (Hydrocephalus permagnus bzw. nektrotosierende Enterocolitis), die durch Transfusion im Neugeborenenalter infiziert wurden, sind im Alter von drei Monaten nach Hämolyse und Thrombocytopenie mit schwerer Leberzellschädigung an einer Cytomegaliekrankheit verstorben, während insgesamt in einer Gruppe von 50 während der Neugeborenenzeit durch Blutaustauschtransfusionen infizierten und anderweitig gesunden Kindern nur zwei passager eine Hepatosplenomegalie sowie Leberenzymwerterhöhungen und hämatologische Veränderungen aufwiesen [11].

Neugeborenen und Kindern nur CMV-negatives Blut geben

Nach diesen Beobachtungen sollte man gefährdeten Früh- und Neugeborenen nur CMV-seronegatives Blut zur Transfusion geben [2] bzw. vor der Transfusion wenigstens den CMV-Antikörperstatus des Spenders und Empfängers bestimmen [6].

Immunkomplexe bei Infizierten

Interessant ist auch die Tatsache, daß in einer Gruppe infizierter Kinder unter Anwendung unterschiedlicher Methoden *bei 34% bzw. 45%* der Fälle *Immunkomplexe* gefunden werden konnten, bei den nicht infizierten dagegen nur in 7,5%

Bei AK-Trägern Nierenfunktion überwachen

bzw. 2,7%. Diese Komplexe enthielten sieben *S-Antikörper mit CMV-Spezifität.* Sie waren bei Kindern mit klinischer Symptomatik größer (18–22 S), bei subklinisch infizierten Kindern mittelgroß (12–16 S). Bei drei der vier Kinder mit klinischen Erscheinungen wurden *Ablagerungen von Immunglobulinen und C 3 in typischer Form von Immunkomplexen entlang der glomerulären Basalmembranen* gefunden [16].

Prognose

Die Prognose von congenitaler CMV-Infektion ist skeptischer zu betrachten als die einer perinatalen Infektion. So hatten 10 von 59 Patienten mit congenitaler CMV-Infektion

Hör- und Sehschäden

später einen *Hörverlust,* obwohl nur sieben subklinisch erkrankt waren und nur drei Patienten Zeichen einer CMV-Infektion aufwiesen.

21 Kinder mit perinataler CMV-Infektion behielten ihr normales Hörvermögen, wie auch keine Sehstörungen nachweisbar waren, während bei 35 congenital infizierten Kindern zwei leichte *Sehstörungen* (Nystagmus, Stabismus) aufwiesen, aber schwere Sehschäden (Chorioretinitis, Opticusatrophie, Nystagmus, Stabismus), wenn sie noch anderweitig schwer erkrankt waren [16].

In einer prospektiven Studie an 74 Kindern, die im Neugeborenenalter CMV-IGM-Antikörper aufwiesen, und die bis auf eines damals unauffällig gewesen waren, wurde im Alter von 3,5–7 Jahren ein mittlerer IQ von 102, bei einer randomisierten Kontrollgruppe von gesunden Kindern ein IQ von 112 gefunden. Beidseitiger *Hörverlust* bestand bei fünf von 40 infizierten Kindern, dagegen bei keinem der Kontrollgruppe. Drei infizierte Kinder waren *taub.* Nach IQ, Verhaltensweisen, neurologischen und Hörtests wurden Voraussagen für erwartetes Schulversagen gemacht. Bei 16 der 44 infizierten

Geistige Entwicklung

Kinder mußte man danach mit einem Schulversagen rechnen. Bei den entsprechenden Nichtinfizierten wurde ein Schulversagen für sechs von 44 vorausgesagt. Interessanterweise war unter den infizierten wie unter den nichtinfizierten Kindern der höheren sozioökonomischen Klassen kein prospektiver Schulversager. Offensichtlich können die *in der Regel* nur relativ *geringen cerebralen Schäden* der inapparent congenitalen CMV-Infektionen *durch optimale Umgebungsbedingungen weitgehend kompensiert werden.* Sie kommen allerdings unter weniger günstigen Bedingungen zum Tragen [7]. Jedenfalls sollten alle Kinder, bei denen eine congenitale CMV-Infektion anzunehmen ist, *regelmäßig auf Hör- und Sehschäden,* auf ihre *intellektuellen Fähigkeiten* und auf *Verhaltensauffälligkeiten* hin *überwacht* werden, damit im Bedarfsfall baldestmöglich eine Behandlung eingeleitet werden kann [13].

Krämpfe Unter 206 Kindern mit *Krämpfen* im 1. und 2. Lebensjahr fand Riikonen [14] 11mal Cytomegalie als mögliche Ursache. Wichtig aber ist seine Beobachtung, daß 2 Kinder *unter ACTH-Therapie* im Alter von 4 bzw. 11 Monaten das Bild einer akuten Cytomegalieerkrankung mit *septischen Zeichen* entwickelten. Das jüngere Kind starb daran, das ältere

Bei latenter entwickelte eine Slow-virus-Infektion, die über viele Monate
CMV-Infektion bestehen blieb. Ein weiteres Kind bot im Liquor cerebrospina-
keine ACTH- lis eine IgG/Albumin-Relation, die ebenfalls auf *Slow-virus-*
Kur *Infektion verdächtig war.* Es wird empfohlen, bei Säuglingen mit Krämpfen vor einer ACTH-Behandlung die CMV-Serologie zu prüfen [14].

Im Hinblick auf die noch unklaren Folgen auf die mentale Entwicklung einer frühkindlichen CMV-Infektion ist es heute
Impfstoff noch *zu früh,* einen „Impfstoff gegen mentale Retardierung" zu propagieren. Wir wissen noch zu wenig über das Virus, seine Infektions- und Schädigungsmechanismen, über die Folgen chronischer Infektion der Mutter und das Risiko der Übertragung sowie die Häufigkeit und das Ausmaß von Spätfolgen [10].

Kaposi-Sarkom Beim Kaposi-Sarkom (KS), ein multipel pigmentiertes Hä-
und CMV mangiosarkom mit ähnlicher geographischer Verbreitung in Afrika wie das Burkitt-Lymphom, fanden Giraldo et al. [4] in Amerika sowohl in Titerhöhe wie in Titerfrequenz eine *strenge Korrelation zu CMV-Antikörpern.* Alle 30 untersuchten Patienten mit einem Durchschnittsalter von 71 Jahren besaßen CMV-Antikörper, dagegen nur 65% ihrer gesunden gleichaltrigen Kontrollgruppe sowie 74% von Melanom-Patienten. Die mittleren *Titer* waren, mit verschiedenen Methoden und Antigenen gemessen, *mindestens 10mal*

höher als bei den gesunden Kontrollpersonen. Bei europäischen KS-Patienten war eine ähnliche Korrelation bereits festgestellt worden. Bei *afrikanischen Patienten* läßt sich dies nicht nachweisen, da die Population ohnehin *zu 100% durchseucht* ist, und die Titer sind auch bei Gesunden sehr hoch. Eine entsprechende Korrelation zu HSV 1 und HSV 2 sowie EBV-Antigenen konnte nicht nachgewiesen werden [4].

CMV und Nierentransplantationen

Von Bedeutung ist die CMV-Infektion auch für nierentransplantierte Patienten. Zweiunddreißig von 55 Patienten, die vor der Transplantation seropositiv waren und das Organ eines seropositiven Spenders bekommen hatten, schieden nach frühestens 25 Tagen (im Mittel nach 49 Tagen) CMV aus. Sie hatten eine Reaktivierungsreaktion, die klinisch ohne Belang war. Sechzehn von 19 *vorher seronegativen Patienten*, die das Organ eines *seropositiven Spenders* bekommen hatten, zeigten nach gleicher Zeit (im Mittel 48 Tage) *Serokonversion* und *Virusausscheidung* im Sinne einer Primärinfektion, die in 14 Fällen zeitlich streng mit erheblichen klinischen Reaktionen einherging, wie Fieber, Pneumonie und pathologischen Leberenzymwerten. Bakterien- und Pilzinfektionen konnten ausgeschlossen werden. Bei den 16 Patienten mit CMV-Primärinfektion mußte zeitlich korreliert mit der CMV-Erkrankung (2. und 3 Monat) 5mal das Transplantat entfernt werden, ohne daß histologisch spezifische Befunde erhoben werden konnten. So bleibt offen, ob die vermehrten Abstoßreaktionen etwas mit der CMV-Erkrankung zu tun haben. Wegen des engen zeitlichen Zusammenhanges kann dies aber nicht ausgeschlossen werden. Deshalb ist zu fordern, daß *primäre CMV-Infektionen nach Transplantation verhindert werden müssen. Seronegative Empfänger dürfen keine Organe von seropositiven Spendern erhalten.* Der Immunfluorescenztest hat sich dabei als zuverlässiger serologischer Test erwiesen, weil sein Ergebnis innerhalb von Stunden zu erhalten ist. Er leistet auch zur Entdeckung der Serokonversion bei routinemäßiger Posttransplantationsüberwachung gute Dienste [3].

Vermehrte Abstoßreaktion?

Literatur

1 Ahlfors K, Ivarsson SA, Johnsson T, Svensson I (1978) Congenital and aquired cytomegalovirus infections virological and clinical studies on a Swedish infant population. Acta Paediatr Scand 67: 321–328

2. Ballard RA, Drew WL, Hufnagle KG, Riedel PhA (1979) Acquired cytomegalovirus infection in preterm infants. Am J Dis Child 133: 482–485
3. Betts RF, Freeman RB, Douglas RG, Talley ThE (1977) Clinical manifestations of renal allograft derived primary cytomegalovirus infection. Am J Dis Child 131: 759–763
4. Giraldo G, Beth E, Henle W, Henle G, Mike V, Safai B, Huraux JM, McHardy J, de The G (1978) Antibody patterns to herpesviruses in Kaposi's sarcoma. II. Serological association of American Kaposi's sarcoma with cytomegalovirus. Int J Cancer 22: 126–131
5. Griffiths PD, Buie KJ, Heath RB (1978) A comparison of complement fixation, indirect immunofluorescence for viral late antigens, and anticomplement immunofluorescence tests for the detection of cytomegalovirus specific serum antibodies. J Clin Pathol 31: 827–831
6. Hanshaw JB (1979) A new cytomegalovirus syndrome? Am J Dis Child 133: 475–476
7. Hanshaw JB, Scheiner AP, Moxley AW, Gaev L, Abel V, Scheiner B (1976) School failure and deafness after "silent" congenital cytomegalovirus infection. N. Engl J Med 295: 468–470
8. Luthardt Th (1976) Cytomegalie. Bücherei des Paediaters, H. 75. Enke Stuttgart
9. Luthardt Th (1977) Schwangerschaft und Zytomegalie. Gynäkologe 10: 31–34
10. Melnick J (1977) Viral vaccines, are we ready for a cytomegalovirus vaccine against mental retardation? Prog med Virol 23: 183–184
11. Neufang A (1978) Klinische Relevanz von perinatal erworbenen Cytomegalie-Virus-Infektionen. Inaug. Dissertation, Med Fakultät Freiburg
12. Phillips CF (1977) Congenital cytomegalovirus disease. Is prevention possible? Prog Med Virol 23: 62–68
13. Reynolds DW, Stagno S, Alford CA (1978) Congenital cytomegalovirus infection. Teratology 17: 179–182
14. Riikonen R (1978) Cytomegalovirus infection and infantile spasms. Dev Med Child Neurol 20: 570–579
15. Schopfer K, Lauber E, Krech U (1978) Congenital cytomegalovirus infection in newborn infants of mothers infected before pregnancy. Arch Dis Child 53: 536–539
16. Stagno S, Volanakis JE, Reynolds DW, Stroud R, Alford ChA (1977) Immune complexes in congenital and natal cytomegalovirus infections of man. J Clin Invest 60: 838–845
17. Stagno S, Reynolds DW, Amos CS, Dahle AJ, McCollister FP, Mohindra J, Ermocilla R, Alford ChA (1977) Auditory and visual defects resulting from symptomatic and subclinical congenital cytomegaloviral and toxoplasma infections. Pediatrics 59: 669–678

7 Yersiniosen im Kindesalter
(E. Zillessen)

7.1 Vorkommen, Häufigkeit, Klinik

A. Yersinia pseudotuberculosis und Y. enterocolitica
B. Y. pseudotuberculosis
C. Y. enterocolitica
D. Y. enterocolitica mit atypischen Stämmen

ad A. Knapp 1977
Waldschmidt 1978
Zillessen et al. 1978

ad B. Golzand et al. 1976
Vdovenko et al. 1978
Soloshenkin 1978
Volodina et al. 1977

ad C. Bockemühl et al. 1978
Baier et al. 1979
Mosimann et al. 1977
Stanek et al. 1979
Bergstrand u. Winblad 1974
Kohl et al. 1976
Szita u. Svidró 1976
Jepsen et al. 1976
Schmauss et al. 1976
Caprioli et al. 1978
Gall u. Hamilton 1977
Lachman et al. 1977
Jacobs 1975
Hölscher et al. 1977
Kovacs 1977
Schuchmann u. Michels 1978
Laitinen et al. 1977
Leirisalo 1977
Larsen et al. 1977
Jarner et al. 1977
Bliddal u. Kaliszan 1977
Vantrappen et al. 1977
Antalik 1976
Ekberg et al. 1977
Friedberg et al. 1978

Forsström et al. 1977
Hannuksela u. Ahvonen 1975
Debois et al. 1978

ad D. Bottone 1978
Bisset 1976
Thirumoorthi u. Dajani 1978

7.1.1 Übersicht

Erreger

Als »Yersiniosen« (enterale Yersiniose, intestinal Yersiniosis) werden die durch *Yersinia pseudotuberculosis* und durch *Y. enterocolitica* verursachten Infektionskrankheiten zusammengefaßt, da beide Erreger ein klinisch gleichartiges Krankheitsbild hervorrufen. Sie bilden zusammen mit Yersinia pestis, dem Erreger der Pest, die Gattung ‚Yersinia', die vor mehreren Jahren wegen bakteriologischer und serologischer Unterschiede aus der Gattung ‚Pasteurella' der Familie ‚Brucellacea' ausgegliedert und der Familie *‚Enterobacteriaceae'* zugeordnet wurde. Es handelt sich um bei 20–25 C bewegliche, bei 37 C unbewegliche gramnegative Stäbchen. Beide Yersinia-Arten sind Erreger von *Anthropozoonosen,* deren veterinärmedizinische Bedeutung anfänglich im Vordergrund stand. Seit der Wiederentdeckung von Yersinia pseudotuberculosis als Erreger der abscedierenden reticulocytären Lymphadenitis mesenterialis durch Knapp und Masshoff 1954 und der Beschreibung humanpathogener Stämme von Yersinia enterocolitica durch Knapp und Thal 1963, Carlsson, Ryd und Sternby 1964 sowie Wauters und Mollaret 1965 *haben die Yersiniosen zunehmende Beachtung und Bedeutung in der Humanmedizin gewonnen.*

Verbreitung

Y. pseudotuberculosis und Y. enterocolitica sind *weltweit* verbreitet. Klinische Berichte stammen *vorwiegend* aus den *gemäßigten und kälteren Klimazonen.*

Über Y. pseudotuberculosis wird vor allem aus der Sowjetunion, insbesondere aus Sibirien, aus Nord-, Ost- und Mitteleuropa und aus Kanada berichtet. Es werden sechs Serotypen (nach Knapp) unterschieden. Humanpathogene Stämme gehören zumeist dem Serotyp I an, seltener den anderen fünf Serotypen.

Y. enterocolitica-Infektionen *nehmen* anscheinend weltweit *zu.* Die meisten Berichte kommen aus Skandinavien, Westeuropa (außer Großbritannien), Nordamerika und Japan.

Antigentypen	Nach Winblad (1967) und Wauters (1971) werden entsprechend ihrer O-Antigene *34 Serotypen,* entsprechend biochemischen Charakteristika nach Nilehn (1969) *4 Biotypen* unterschieden. Knapp und Thal (1973) haben ein vereinfachtes O-Antigenschema mit sechs Serogruppen vorgeschlagen. Humanpathogene Stämme gehören in Europa und Japan zumeist den Serotypen 03 (IA nach Knapp und Thal) und 09 (V), in Nordamerika den Serotypen 05 (IV) und 08 (VI) an. Zunehmend werden auch humane Infektionen mit biochemisch und serologisch atypischen Y. enterocolitica-Stämmen beschrieben, die oft eine abweichende klinische Symptomatik hervorrufen.
Klinik *1. Darmtrakt*	Die *klassische Symptomatik* unterscheidet die enteritische oder *enterocolitische Verlaufsform,* vorwiegend bei Säuglingen und Kleinkindern, aber auch bei Erwachsenen, morphologisch eine *akute Ileitis terminalis und/oder eine Colitis* mit oberflächlichen Ulcera, die *pseudoappendicitische Verlaufsform,* vorwiegend bei Schulkindern und Jugendlichen, morphologisch zumeist eine *Lymphadenitis mesenterialis* und/
2. Sepsis	oder eine akute Illeitis terminalis, die *septisch-typhöse Verlaufsform,* oft bei Patienten mit geschwächter Infektabwehr, mit hoher Letalität, Leber- und Milzabscessen. Eine begleitende eitrige *Conjunctivitis, Kopfschmerzen, Pharyngitis, Bronchitis, Polyserositis, Hepatitis, Urethritis, Arthritiden,* ein *Erythema nodosum* und andere *Hautexantheme* werden beobachtet.
3. Häufigkeit	Eine Yersinia-Infektion ist bei 4%–6% aller Patienten mit der *Symptomatik einer akuten Appendicitis* und bei den meisten Patienten mit akuter Ileitis terminalis nachweisbar.
Geschlechtsbevorzugung	Erkrankungen mit Y. pseudotuberculosis scheinen *bevorzugt beim männlichen Geschlecht* aufzutreten. Alle Untersucher nehmen an, daß die Yersiniosen in der Regel unkompliziert und wesentlich häufiger sind, als sie diagnostiziert werden.
Differentialdiagnose	Differentialdiagnose: Appendicitis, Adnexitis, Gastroenterocolitiden anderer Ursache, insbesondere die Ileitis terminalis Crohn und die Colitis ulcerosa, Lymphadenitiden durch andere Erreger, akutes rheumatisches Fieber, chronische Polyarthritis, Morbus Reiter, Morbus Boeck, akute bis subakute Hepatitis anderer Genese, Fieberzustände unklarer Ursache, Scharlach (?).

7.1.2 Einzelpublikationen

Knapp W (1977) Yersioniosen. Bakteriologisch-serologische Gesichtspunkte. Med Welt 28: 1586–1590

Erkrankungs-häufigkeit nimmt zu

Nach einer Übersicht über die Nomenklatur, Symptomatologie und spezielle Diagnostik werden die 1975 in Erlangen erhobenen serologischen und bakteriologischen Befunde mitgeteilt.

86 Y. enterocolitica-Infektionen wurden bei serologischen Untersuchungen von 1671 Patienten diagnostiziert, zum Teil auch bakteriologisch bestätigt (5,1% der Einsendungen). Die Häufigkeit steigt seit 1970 an. Die klinischen Angaben auf Überweisungsscheinen und Begleitbriefen werden aufgelistet. Signifikante Antikörpertiter gegen Y. pseudotuberculosis fanden sich 232 mal unter den 1671 Patientensera (13,9%), eingeschlossen sind allerdings die als Kreuzreaktionen auftretenden Antikörpertiter gegen die Serotypen II und IV bei bestimmten Salmonella-Infektionen und gegen den Serotyp VI bei E. coli 055. Auch hier werden die klinischen Angaben aufgeschlüsselt. Die Isolierung von Y. pseudotuberculosis gelang aus drei mesenterialen Lymphknoten.

An Yersiniose denken bei

Die Befunde zeigen, daß vor allem bei *fieberhaften* akuten und rezidivierenden *abdominalen Beschwerden, Enteritis oder Enterocolitis,* beim bioptischen Befund einer *mesenterialen Lymphadenitis* oder *akuten Ileitis,* bei *Infektarthritis* oder *Erythema nodosum* und beim *Morbus Reiter* differentialdiagnostisch an Yersinia-Infektionen gedacht und ihre ätiologische Abklärung durch bakteriologisch-serologische Untersuchungen versucht werden muß.

Waldschmidt J (1978) Yersinia enterocolitica and pseudotuberculosis infection in children.
Prog. Pediatr Surg 11 : 97–105

Diagnose auch histologisch

Im Klinikum Steglitz, Berlin, fand man in den Jahren 1973–1975 unter 286 Patienten mit akuter Appendicitis 13 Kinder mit serologisch nachgewiesener Yersiniose (9 durch Y. pseudotuberculosis, 4 durch Y. enterocolitica). Die Diagnosen wurden histologisch an Mesenteriallymphknoten bestätigt. Unter 189 Intervallappendektomien waren 13 Kinder mit

Yersinia-Infektionen, 6 weitere wurden als Enterocolitis konservativ behandelt. Antikörpertiter fanden sich gegen Y. pseudotuberculosis in 7, gegen Y. enterocolitica in 12 Fällen. Zwei septische Verläufe werden mitgeteilt.

Häufiger chronisch

Nach den Beobachtungen des Authors scheinen Y. enterocolitica-Infektionen häufiger chronisch zu verlaufen und mit Conjunctivitiden, Arthritiden und Hauterscheinungen einherzugehen.

Zillessen E, Nessler G, Hunstein W (1978) Enterale Yersiniose. 25 Beobachtungen von Infektionen mit Yersinia pseudotuberculosis und Yersinia enterocolitica.
Med Klin 73: 901–909

Es wird über Yersinia-Infektionen bei 16 Erwachsenen und 9 Kindern berichtet. Fünfzehn Infektionen wurden durch Y. pseudotuberculosis verursacht, 8 davon erscheinen durch serologische Befunde gesichert, 4 wahrscheinlich. Bei drei weiteren handelt es sich um mögliche Infektionen. Eindeutige Infektionen auch durch den Serotyp IV werden beschrieben. Außerdem wurden 10 Erkrankungen durch Y. enterocolitica verursacht, wovon 3 durch bakterologische, die übrigen durch serologische Befunde gesichert sind. Beide Keime riefen

Statistische Häufigkeit der Symptome

dieselben Symptome hervor: ***Fieber (80%), Bauchschmerzen (56%), Durchfall (52%), Erythema nodosum (44%), Arthritis (40%), Erbrechen (16%), Gewichtsabnahme (16%), Lymphome (12%)*** und andere. Je einmal wurden eine eitrige Conjunctivitis, eine Urethritis und ein Erythema exsudativum multi-

Erythema nodosum in 50% Yersiniose

forme beobachtet. 50% der kindlichen Erythemata nodosa wurden durch eine enterale Yersiniose verursacht. Der initialen fieberhaften Gastroenteritis folgte zumeist eine zweite Phase mit erneutem Fieber, Bauchschmerzen, Erythema nodosum und/oder Arthritis. Ein eindeutiger Behandlungsef-

Antibiotica nur am Anfang erfolgreich

fekt durch Antibiotica zeigt sich nur in der ersten gastroenteritischen Phase und bei zwei möglicherweise rezidivierenden Verläufen. Bei zwei der fünf Patienten mit längerfristiger Arthritis wurde das HL-A-B27 nachgewiesen.

Golzand I V, Antipova L A, Danilova V A,Lipatova L V, Kugel S K, Linder L M, Eviskova LV, Chernovets G M, Rudyakova K M (1976) Abdominal'naia I Skarlatinopodobnaia Formy Pseudotuberkuleza U Dete'I (Abdominale und scarlatiniforme Verläufe der kindlichen Pseudotuberkulose) Vopr Okhr Materin Det 21 : 16–19

Scarlatiniformer Verlauf

Die Autoren beschreiben den klinischen *Verlauf* zweier Formen der Pseudotuberkulose bei Kindern: den *scarlatiniformen* und *abdominalen*. Die Klinik von 24 Fällen der abdominalen Krankheitsform wird beschrieben (19 dieser Patienten wurden operiert). Die *histologischen Ergebnisse* werden dargelegt, bei denen sich charakteristische Läsionen der Pseudotuberkulose fanden. Der klinische Verlauf der Scharlachähnlichen Form wird an 122 ambulant untersuchten Kindern beschrieben; 59 dieser Kinder wurden wegen eindeutiger Toxikosezeichen stationär aufgenommen. Kriterien für die Differentialdiagnose gegenüber Scharlach und Virushepatitis werden anhand der *klinischen Untersuchung* und der *Laborwerte* aufgezeigt (Aktivität der Transaminasen und serologische Ergebnisse unter Berücksichtigung der Antikörpertiter gegen Y. pseudotuberculosis).

Differentialdiagnose Scharlach und Hepatitis

Vdovenko S I, Borisova M A (1978) Nekotorye Kliniko-Laboratornye Dannye V Diagnosike Dal'nevostochnoi Skarlatinopodbno'i Likhoradki U Dete'i Kra'inego Severa. (Klinische und Laboratoriumsdaten bei der Diagnose des fernöstlichen scarlatiniformen Fiebers von Kindern im extremen Norden) Pediatriia 1 : 23–27

342 Kinder mit Pseudotuberkulose wurden im Kreiskrankenhaus der Tschuktschen-Halbinsel stationär untersucht. Die Morbidität an Pseudotuberkulose beträgt dort 36,4%. *Mit zunehmendem Lebensalter* erkrankten die Kinder *häufiger,* vor allem im Alter von 8–12 Jahren. Die Mehrzahl der Erkrankungen trat im *Herbst und Winter* auf.

Morbidität

Klinik

Das Beschwerdebild begann zumeist mit Fieber (durchschnittlich für 5 Tage) und Allgemeinsymptomen, Anorexie. Es folgten Bauchschmerzen (36%), oft pseudoappendicitisch, Übelkeit (33%), Erbrechen (22%), Durchfall (14%), Gelenkschmerzen (11%) und andere. 72% der Kinder entwickelten auf dem Höhepunkt der Krankheit (2.–3. Tag) ein *Exanthem*

Exanthem

in Form kleiner Roseolen (55%), seltener *kleinfleckig* (35%) oder *maculopapulös* (7%), bei einigen Kindern maculopapulös und erythematös konfluierend. Dieses war an den Flanken, der Brust, den Unterarmen und Oberschenkelinnenseiten lokalisiert, manchmal auf die radialen Handwurzeln, Ellenbogen, Knie- und Fußgelenke beschränkt. Es traten *Ödeme* an Gesicht, Händen und Füßen auf. Am 8.–11. Tag löste eine *großlamellige Schuppung* das Exanthem ab, *vor allem an Handflächen und Fußsohlen.* Oft fanden sich eine Skleritis, Conjunctivitis und hyperämische Pharyngitis, manchmal (10%) eine eitrige Tonsillitis.

Weitere Symptome *Bauchschmerzen* und *Durchfall* hielten etwa 5–10 Tage an. Oft sah man eine *Hepatomegalie (38%),* manchmal Anstiege von Serumbilirubin und GPT mit Urobilinogenurie. Seltener wurden zugleich eine *Tracheobronchitis* (13%), Zeichen der *Myokarditis* (3,6%) oder eine *Pneumonie* (3,2%) registriegt. Es wird über eine passagere *Mikrohämaturie* (10%) und *Albuminurie* (7%) berichtet.

Blutbild Das Blutbild zeigte oft eine *Leukocytose* mit Linksverschiebung und *Lymphocytopenie* sowie eine Infektanämie im Verlauf.

Nachweis Die klinische Diagnose wurde in 41,2% durch *positive Stuhlkulturen in den ersten Krankheitstagen* bestätigt. Bei 48% der Kinder fanden sich beweisende *Antikörpertiteranstiege* gegen Y. pseudotuberculosis. Bei 10,8% ließ sich die klinisch gestellte Diagnose bakteriologisch oder serologisch nicht sichern.

Soloshenkin V G (1978) Skarlatinopodobnaia Likhoradka U Detei. (Scarlatiniformes Fieber bei Kindern) Pediatriia 1 : 27–28

Scarlatiniformer Verlauf Im Amurgebiet wurde der Verlauf des scarlatiniformen Fiebers an 20 Kindern zwischen 2 und 14 Jahren untersucht. Vorherrschend waren Allgemeinsymptome wie Schwäche, Anorexie, Schwindel, Kopfweh, Schnupfen, Hals-, Bauch- und Gelenkschmerzen, Hautausschlag. Bei der Mehrzahl der Kinder wurden bei der stationären Aufnahme am 3.–5. Tag andere Verdachtsdiagnosen gestellt.

Kontakt mit Nagetieren Die epidemiologische Anamnese ergab bei allen Kindern den Kontakt mit kleinen Nagetieren. In sechs Fällen wurden *Gruppen- und Familienerkrankungen* festgestellt.

Symptome	Das Leitsymptom der 1. Woche war Fieber. *Am 2. Tag* trat ein feinfleckiges scarlatiniformes *Exanthem* an Rumpf, Brust, Ober- und Unterschenkeln auf, das am 9. Tag verschwand und von einer groblammelären Schuppung gefolgt wurde, die bis zu 6 Wochen anhalten konnte. Sieben Patienten hatten eine Conjunctivitis und eine Hyperämie des Rachens. Neun Kinder gaben einen Druckschmerz in der rechten Leiste oder periumbilical an. Eine *Hepatosplenomegalie* fand man bei 16 Kranken. Infektanämie und Bilirubinanämie waren die wesentlichen Laborveränderungen.
Labor	
	Bei vier Kindern wurde Y. pseudotuberculosis aus dem Stuhl angezüchtet, 16 zeigten beweisende Serum-Antikörpertiteranstiege.
Therapie	Alle Kinder wurden *antibiotisch* behandelt und entfieberten 2–3 Tage nach Therapiebeginn. Rezidive oder Komplikationen wurden nicht beobachtet.

Volodina V N, Besednova N N, Belaya L V (1977) Kliniko-Immunologicheskie paralleli pri Retsidiviruiushchem Techenii Dal'Nevostochno'I Skarlatinopodobno'I Likhoradki. (Klinische und immunologische Parallelen beim rezidivierenden Verlauf des fernöstlichen scarlatiniformen Fiebers) Klin Med (Mosk) 55:114–118

Rezidivierender scarlatiniformer Verlauf	Im klinischen Verlauf des fernöstlichen scarlatiniformen Fiebers wurden bei einer Reihe von Kranken Rezidive beobachtet. Es wird über 39 solcher Rezidive berichtet, 27 Frauen und 12 Männer. Die *erste Erkrankungsphase* begann heftig mit Fieber, Allgemeinsymptomen, Schmerzhaftigkeit der großen Gelenke, Ikterus und einem feinfleckigen Exanthem an den Flanken, um die Gelenke und in der Leistengegend, zum Teil in ein hämorrhagisches Erythem übergehend.
Ikterus	
2 Fieberschübe	Diese Symptomatik dauerte in der Regel bis 5 Tage, bei fünf Patienten hielt das Fieber 13–14, bei zwei Patienten 17 Tage an. Eine *zweite Fieberwelle* setzte am 8.–23. Tag ein. Die zwischenzeitlich abgeklungenen Symptome traten erneut auf, jedoch weniger heftig. Eine *Polyarthritis* vorwiegend der großen Gelenke der unteren Extremitäten und der Ellenbogengelenke zeigten 26 der 39 Kranken, 13 ein *Erythema nodosum*, 6 ein kleinfleckiges Exanthem, 5 eine *Hepatosplenomegalie*. Bei zwei Patienten wurde die 2. Phase der Pseudotuberkulose durch eine infektiös-allergische Myokarditis

Rezidivierende hämatogene Streuung

Immunstatus

kompliziert. Im Gegensatz zu Ersterkrankten hatten diese Patienten bereits am 3.–5. Tag erhöhte Serum-Agglutinationstiter. Aus dem wellenförmigen Titerverlauf und aus experimentellen Untersuchungen wird auf ein Persistieren der Yersinien in Milz oder Lymphknoten und eine rezidivierende hämatogene Aussaat geschlossen.
Bei Kranken mit Rezidiv wurden in der *ersten Phase inkomplette Antikörper* beobachtet, *komplette Agglutinine* traten *erst während des Rezidivs* auf. Auch dann überwogen jedoch die inkompletten Antikörper noch um den Faktor 2–8. Als weiterer Befund fiel bei Patienten mit Rezidiv eine *verminderte periphere Phagocytenzahl* auf. Eine *verzögerte* humorale und celluläre *Immunität* wird als Ursache des zweiphasigen Verlaufs angenommen.

Bockemühl J, Schmitt H, Bednarek I (1978) Zur Häufigkeit von Darmerkrankungen durch Yersinia enterocolitica. Zentralbl Bakteriol [Orig A] 242:42–51

Zweithäufigste Ursache bakterieller Enteritiden

Geschlechts- und Altersverteilung

Leitsymptom

Häufung im Herbst

Zwischen November 1975 und November 1977 wurden bei 7054 Patienten aus dem Würzburger Einzugsgebiet in 413 Fällen (5,9%) bakterielle Enteritiserreger festgestellt. Salmonellen wurden am häufigsten nachgewiesen (304 Fälle ≙ 4,3%), gefolgt von Y. enterocolitica (103 Fälle ≙ 1,5%). Zahlenmäßig unbedeutend waren Erkrankungen durch Shigellen (7 Fälle) sowie Säuglingsinfektionen mit enteropathogenen Serotypen von E. coli (20 Isolierungen). Bei den Y. enterocolitica-Isolierungen handelt es sich 72mal um den Serotyp 03 (IA), 29mal um 09 (V), einmal lag eine Mischinfektion mit beiden Serotypen, 4mal mit Salmonellen vor.
Die Yersinia-Infektionen verteilten sich auf 57 männliche und 45 weibliche Patienten. Nahezu zwei Drittel aller Erkrankten (62 Fälle) waren Kinder unter 15 Jahren, dabei war die Altersgruppe der 1–3jährigen mit 31 Fällen am häufigsten betroffen. Vorherrschendes Krankheitsbild war eine *Enteritis von unterschiedlichem Schweregrad.*
Während bei den Salmonella-Infektionen die höchste Incidenz in den Monaten August bis Oktober beobachtet wurde, traten die meisten Yersinia-Erkrankungen ab Mitte September im letzten Jahresdrittel auf. In dieser Periode wurde Y. enterocolitica zum wichtigsten Erreger bakterieller Darmerkrankungen.

Meldepflicht-Forderung — Es wird empfohlen, die Meldepflicht nach dem **Bundesseuchengesetz** nicht nur im Falle einer »Enteritis infectiosa«, sondern generell bei Nachweis des Erregers zu fordern.

Baier R, Puppel H, Hahn E (1979) Erkrankungen durch Yersinia enterocolitica. Dtsch Med Wochenschr 104:281–285

In Marburg wurden innerhalb von 2 Jahren 51 Erkrankungen durch Y. enterocolitica bakteriologisch und/oder serologisch nachgewiesen. Elf weitere werden in einem Nachwort erwähnt. 48 (+5) Y. enterocolitica-Stämme gehörten dem Serotyp 03 an, 2 (+6) dem Serotyp 09 und einer dem Serotyp 04. Letzterer stammte aus einer schlecht heilenden, superinfizierten Wunde. Bei den übrigen 50 (+11) Erkrankungen handelte es sich um fieberhafte Enteritiden. Von 12 Patienten mit Arthritis wiesen 9 das Antigen HL-A-B27 auf. In der kalten Jahreszeit nahm die Zahl der Erkrankungen zu. Männer erkrankten etwas häufiger als Frauen. 38/51 der Erkrankten waren älter als 16 Jahre – der Unterschied gegenüber französischen und kanadischen Berichten, nach denen Y. enterocolitica vorwiegend bei Kindern unter 10 Jahren isoliert werden konnte, wird diskutiert. In vitro waren die Y. enterocolitica-Stämme empfindlich gegen **Tetracycline, Chloramphenicol, Co-trimazol, Mezlocillin, Azlocillin, neuere Cephalosporine,** Neomycin, Aminoglykoside, Colistin, Nitrofurantoin und Nalidixinsäure, resistent gegen mehrere **Penicilline** (einschließlich **Ampicillin** und **Carbenicillin**), einige Cephalosporine, Sulfamethoxazol und **Trimethoprim.**

Antigentypen

Empfindlichkeit in vitro

Resistenz in vitro

Mosimann J, Büsser L, Stierlin W, Wiesmann E (1977) Infektionen durch Yersinia enterocolitica im Raum Zürich. Schweiz Med Wochenschr 107: 38–42

Während 5 1/2 Wochen im Frühjahr 1974 wurden in Zürich aus 837 routinemäßig untersuchten Stuhlproben 5mal Y. enterocolitica, Serotyp 03, 43mal Salmonellen und in keinem Fall Shigellen isoliert. Unter den Yersinia-infizierten Personen waren zwei Kinder und ein Jugendlicher von 16 Jahren. Während vier Monaten im Herbst 1974 wurden 1125 routinemäßig untersuchte Seren auf agglutinierende Y. enterocoliti-

Im Herbst häufiger

Klinik ca-Antikörper untersucht und 19mal Titer ab 1:160 gegen den Serotyp 03 gefunden. Bei 22 Patienten werden klinische Angaben mitgeteilt: 15/22 litten unter Abdominalbeschwerden, 13/22 hatten Fieber – 4 von ihnen als einziges Symptom – , 3/22 klagten über Gelenkbeschwerden – in einem Fall bestand Verdacht auf einen Morbus Reiter – , bei einer Patientin fand sich ein Erythema nodosum.

Stanek, G, Rotter M, Koller W (1979) Yersinia enterocolitica – ein in Österreich noch selten isolierter Infektionserreger. Wien Klin Wochenschr 91: 221–226

Im Hygieneinstitut der Universität Wien wurden 1977 aus 11 von insgesamt 1135 Stuhlproben (1%) Y. enterocolitica angezüchtet. Die positiven Stuhlproben stammten von acht an Enteritis erkrankten Patienten. Dreimal handelte es sich um *Bei Säuglingen* **Säuglinge mit fieberhafter Enteritis** mit zum Teil **blutigen Stühlen,** von denen einer wegen eines anfänglich unklaren Exanthems, ein anderer unter der Verdachtsdiagnose Bronchopneumonie aufgenommen worden war. Von den fünf Erwachsenen im Alter zwischen 20 und 40 Jahren mit zumeist fieberhafter Durchfallerkrankung waren zwei gerade aus tropischen Ländern heimgekehrt. Ein anderer wurde wegen heftiger pseudoappendicitischer Bauchschmerzen laparotomiert.

Antigentypen Die Stämme von sieben Patienten gehörten der Serogruppe 1 nach Knapp und Thal (03 nach Winblad) und dem Biotyp 4 *Resistenz* an. Ein Stamm war dem Biotyp 1 oder 2 zuzuordnen, er wurde *in vitro* serologisch nicht klassifiziert. Wichtigster Befund der antimikrobiellen Empfindlichkeitsuntersuchung war die **Resistenz aller Stämme gegenüber Ampicillin.**

Kohl S, Jacobson JA, Nahmias A (1976) Yersinia enterocolitica infections in children. J Pediatr 89: 77–79

1975 wurden während 6 Monaten in Atlanta (USA) vier kindliche Infektionen mit Y. enterocolitica beobachtet.
Ein 19 Monate altes Mädchen mit hohem Fieber und wäßrigen Durchfällen zeigte nach 4 Tagen unter Ampicillintherapie ein rosafarbenes feinfleckiges Exanthem.
Ihr 19 Monate alter Cousin erkrankte ebenfalls mit Fieber

Exanthem	und wäßrigen Durchfällen sowie einem *ringförmigen Exanthem an Bauch und Beinen*. Bei beiden wurde Y. enterocolitica mit den Serofaktoren 013 und 018 aus dem Stuhl isoliert. Ein 4jähriger Junge litt 10 Tage an Fieber und krampfartigen Bauchschmerzen, unbeeinflußt durch Ampicillin. Man fand
Leukocytose	eine *Leukocytose von 25000/mm³*. Y. enterocolitica wurde aus dem Stuhl angezüchtet. Die Symptome klangen 3 Tage später spontan ab.
	Ein *3 Monate altes Mädchen* litt seit 2 1/2 Monaten unter anhaltenden Durchfällen. Das *aufgetriebene Abdomen* zeigte
Peritonitis	röntgenologisch erweiterte Dünndarmschlingen mit *Spiegeln*. Bei der Laparotomie fand sich *eitriger Ascites*. Eine Dünndarmteilresektion, Ileostomie und Gastrostomie wurden vorgenommen. Der Verlauf war durch eine disseminierte periphere Thrombosierung und Niereninsuffizienz kompliziert. Am 8. postoperativen Tag starb der Säugling infolge einer *Y.*
Sepsis	*enterocolitica-Sepsis* mit dem Serotyp 018.
	Auf die wachsende Bedeutung dieser Infektion in den USA wird hingewiesen.

Bergstrand CG, Winblad S (1974) Clinical manifestations of infection with Yersinia enterocolitica in children. Acta Paediatr Scand 63: 875–877

Bei Kindern	Von 1967–1973 wurde in Malmö (Schweden) bei 31 wegen einer Gastroenteritis stationär behandelten Kinder Y. enterocolitica aus dem Stuhl isoliert. In 10/12 zusätzlich untersuchten Seren dieser Kinder fanden sich auch positive Antikörpertiter ab 1:80. Alle Stämme gehörten dem Serotyp 03 an. Der *Altersgipfel* dieser Kinder lag *bei 2 Jahren,* nur 20% der
Klinik	Kinder waren älter als 3 Jahre. Die Symptomatik unterschied sich nicht von akuten oder subakuten Gastroenteritiden anderer Ursache. *Durchfall* trat in allen Fällen auf, *Fieber* in 15/31, *Erbrechen* in 9/31, Bauchschmerzen in 4/31 und *Blut im Stuhl* in 2/31 der Fälle. Die Verläufe waren mild bis mittelschwer; Erythema nodosum und Arthritis wurden nicht
Jahresgipfel	beobachtet. 80% der Erkrankungen traten *in der zweiten Jahreshälfte* auf.

Szita J, Svidró A (1976) A five-year survey of human Yersinia enterocolitica infections in Hungary. Acta Microbiol Acad Sci Hung 23: 191–203

Antigentypen

Klinik

Altersgipfel

Jahresgipfel

In Ungarn wurden in jährlich *zunehmender Zahl* 1969–1974 bei 1096 Personen 1355 Y. enterocolitica-Stämme isoliert. Mit 1343 gehörte die weitaus größte Zahl dem Serotyp 03 an, gefolgt von 6 Isolierungen des Typs 09 und wenigen verschiedenen seltenen Serotypen. Von 2192 untersuchten Patienten-Serumproben zeigten 26,8% einen Agglutinationstiter ab 1:80 mit dem Antigen 03 und 3,2% mit dem Antigen 09. 619 der Patienten mit bakteriologischem Y. enterocolitica-Nachweis (56,5%) litten an einer *Enteritis,* 183 hatten zudem *Fieber,* bei 50 Patienten bestand zusätzlich ein *Infekt der oberen Luftwege.* 20 Personen (1,8%) zeigten das klinische Bild einer *Pseudoappendicitis,* 26 (2,4%) hatten andere *abdominelle Symptome ohne Durchfall,* 5 litten *an rheumatischen Beschwerden,* einmal wurde ein *Erythema nodosum* beobachtet. 253 Personen (23,1%) waren beschwerdefrei. *Kinder* zwischen 1 und 9 Jahren waren mit 47,7% *überdurchschnittlich häufig erkrankt.* Bei Männern wurde Y. enterocolitica etwas häufiger als bei Frauen nachgewiesen. Die Erkrankungen traten vorwiegend im Herbst und Winter, zumeist sporadisch oder in Familien auf. *Kleinere Epedemien,* darunter in einem *Kindergarten,* wurden beobachtet.

Jepsen OB, Korner B, Lauritsen KB, Hancke AB, Andersen L, Henrichsen S, Brenöe E, Christiansen PM, Johansen A (1976) Yersinia enterocolitica infection in patients with acute surgical abdominal disease. Scand J Infect Dis 8: 189–194

Verdachts-diagnose: akute Appendicitis

Bei 11 von 205 Patienten (5,4%) mit der Verdachtsdiagnose akute Appendicitis wurde in einer prospektiven Kopenhagener Untersuchung der Biotyp 4 von Y. enterocolitica isoliert, darunter bei 8 Kindern. Die Yersinien wurden in acht Fällen aus dem Stuhl und aus allen neun operierten Appendices angezüchtet. Ansteigende oder abfallende Yersinia-Agglutinationstiter von ≥ 100 zeigten 22 Patienten (10,7%), einschließlich aller bakteriologisch gesicherten Fälle. Es handelte sich ausnahmslos um Antikörper gegen Serotyp 03. Eine *Differentialdiagnose zwischen Y. enterocolitica-Infection und*

Appendicitis klinisch nicht abzugrenzen **Appendicitiden** anderer Ursache war **anhand klinischer Daten nicht möglich.** Alle Verläufe waren blande und zeitlich begrenzt.

Schmauss AK, Krüger W, Bahrmann E, Werner U, Knauer H (1976) Infektionen mit Yersinia enterocolitica bei der akuten Appendizitis, der Lymphadenitis mesenterialis und der regionalen Enteritis. Zentralbl Chir 101: 458–465

Diagnose: »akute Appendicits« Bei 895 unter der klinischen Diagnose akute Appendicitis operierten Patienten wurden aus dem Inhalt des Wurmfortsatzes 41 mal und bei zwei weiteren durch die postoperative serologische Untersuchung Y. enterocolitica nachgewiesen (4,8%). Bei der *Operation* dieser 43 Patienten wurde bei 17 eine Lymphadenitis mesenterialis, bei einem eine Ileitis terminalis gefunden. Die *histologische Untersuchung* der Appendices ergab bei 21 eine katarrhalisch-eitrige, bei 4 eine phlegmonös-gangränöse Entzündung, Kotstauung, Narben bzw. Oxyurenbefall bei 18. Der kulturelle oder serologische Nachweis von Y. enterocolitica erlaubt nicht, eine akute Appendicitis auszuschließen.

Caprioli T, Drapeau AJ, Kasatiya S (1978) Yersinia enterocolitica: Serotypes and biotypes isolated from humans in the enviroment in Quebec, Canada. J Clin Microbiol 8: 7–11

Serotyp 3 31 Y. enterocolitica-Stämme wurden von Nahrungsmitteln und Abwässern angezüchtet und vom Januar 1975 bis Juni 1977 wurden 157 Stämme von 143 Patienten isoliert. Bei den Stämmen nicht-menschlichen Ursprungs waren die Serotypen 6,30 und 4,32 am häufigsten, letzterer nur in Nahrungsmitteln. *Serotyp 3 wurde nur bei Menschen isoliert.* Er *dominierte* hier *mit 73,9%.* Bei Kindern unter 4 Jahren wurde nur Serotyp 3 isoliert. Das Vorkommen anderer Serotypen nahm mit dem Lebensalter zu. Ab einem Lebensalter von 50 Jahren wurde Serotyp 3 beim Menschen nicht mehr nachgewiesen.

Gall DG, Hamilton JR (1977) Infectious diarrhoea in infants and children. Clin Gastroenterol 6: 431–444

Erreger bei Diarrhoe

In der Infektionsabteilung des Kinderkrankenhauses in Toronto (Kanada) wurden 1975 130 bakterielle akute Gastroenteritiden diagnostiziert: 60 durch Salmonella-Arten (darunter 7mal S. typhi), 50 durch enteropathogene Stämme von E. coli, 11 durch Shigellen und *9 durch Y. enterocolitica.* 325mal wurde vorwiegend bei jungen Kindern das IGV (infantile gastroenteritis virus) elektronenmikroskopisch nachgewiesen, ein zur REO-Viren-Gruppe gehörendes Doppelstrang-RNA-Virus mit einem Kerndurchmesser von 38 nm und 60–70 nm Kapseldurchmesser.
Eine Lambliasis wurde 20mal festgestellt.

Lachman R, Soong J, Wishon G, Maenza R, Hanelin L, Geme JST (1977) Yersinia Colitis. Gastrointest Radiol 2: 133–135

Fallbericht Symptomatik

Fallbericht über einen 2jährigen Jungen mit einem akuten fieberhaften, **nicht-blutigen Brechdurchfall.** Im Differentialblutbild fand sich eine ausgeprägte **Linksverschiebung,** nachfolgend eine **Leukocytose.** Bakteriologische und virologische

Nachweis

Urin-, Stuhl- und Blutkulturen waren zunächst unauffällig, ebenso die Suche nach Parasiten. Am 12. stationären (16. Krankheits-)Tag wurde *Y. enterocolitica,* wahrscheinlich Serotyp 08, im Stuhl nachgewiesen, die Infektion anschließend auch blutserologisch bestätigt.

Darmulcera

Rectoskopisch fanden sich makroskopisch kleine **Ulcera. Röntgenologisch** sah man im Colonkontrasteinlauf multiple kleine Ulcerationen im rechten und linken Colon sowie Hinweise auf ein Wandödem. Die oberen Darmabschnitte einschließlich des terminalen Ileums waren unauffällig. Die

Therapie

klinische Besserung trat erst nach über 2wöchigem Krankheitsverlauf auf eine **Ampicillinbehandlung** hin ein.

Jacobs JC (1975) Yersinia enterocolitica Arthritis. Pediatrics 55: 236–238

Bei einem Säugling Symptomatik

Der Autor berichtet über ein 6 Monate altes Mädchen, das infolge einer Y. enterocolitica-Infektion mit *fieberhaften wäßrigen Durchfällen* erkrankte. Während der 2. Woche trat ein fleckförmiges **Exanthem** am Stamm und an den Extremitäten auf, am ausgeprägtesten während der Entfieberung. Außerdem zeigte der Säugling einen schmerzbedingten Widerstand bei der passiven Bewegung aller Gelenke der oberen Extremitäten als Ausdruck einer *Polyarthritis*. Die Erkrankung heilte ohne spezielle Therapie.

Hölscher JFM, Heyl JG, Spek C, van der Horst JL (1977) Arthritis bij Yersinia enterocolitica-infectie. (Arthritis durch eine Yersinia enterocolitica-Infektion) Ned Tijdschr Geneeskd 121: 626–628

Fallbericht Symptomatik

Erregernachweis

Es wird über ein 7 1/2jähriges Mädchen berichtet, das nach *fieberhaften wäßrigen Durchfällen* mit einer *Polyarthritis* vorwiegend beider Kniegelenke erkrankte. Zusätzlich fanden sich eine beidseitige *eitrige Conjunctivitis,* große Tonsillen, Halslymphome und eine passagere geringe Albuminurie. Y. enterocolitica wurde aus dem Stuhl isoliert.

Kovacs J (1977) Yersinia enterocolitica Arthritis bei einem 12 Jahre alten Kind. Orv Hetil 118: 2597–2599

Fallbericht

Die Autorin berichtet über einen 12jährigen Jungen mit Gelenkbeschwerden infolge einer Y. enterocolitica-Infektion. Sie weist auf die zunehmende Bedeutung der Yersinia-Infektionen hin.

Schuchmann L, Michels H (1978) Die Yersinia-Arthritis in der Differentialdiagnose der juvenilen chronischen Arthritis. Abstracts der 75. Tagung der Dtsch. Ges. f. Kinderheilkunde, Freiburg

Die Autoren berichten aus Garmisch-Partenkirchen über vier Kinder im Alter von 10–13 Jahren, bei denen nach vorangegangener *fieberhafter Enterocolits* akute *Oligoarthritiden* auftraten, die serologisch als Yersinia-Arthritiden bestätigt wurden. Wegen der günstigen Prognose mit folgenloser Ausheilung nach einigen Wochen wird eine *symptomatische antirheumatische Therapie* empfohlen.

Laitinen O, Leirisalo M, Skylv G (1977) Relation between HLA-B27 and clinical features in patients with Yersinia arthritis. Arthritis Rheum 20: 1121–1124

Genetisch bedingter Verlauf?

Eine Untersuchung an 74 Patienten mit *Yersinia-Arthritis* in Helsinki (Finnland) deutete an, daß das klinische Bild der Erkrankung durch den genetischen Hintergrund variiert wird, der durch die *Assoziation mit dem Histocompatibilitätsantigen B27 (HL-A-B27)* zum Ausdruck kommt. *66% der Patienten waren B27-positiv.* Die Gelenksymptome waren bei den B27-positiven Patienten etwas schwerer. *Iritis, Conjunctivitis, Karditis,* Zeichen der urologischen Infektion sowie eine vollständige *Reiter-Trias* kamen *nur in der B27-positiven Gruppe* vor, ein Erythema nodosum war dagegen in der B27-negativen Gruppe häufiger. Einige B27-positive Patienten litten zudem an »B27-positiven rheumatischen Erkrankungen« wie ankylosierender Spondylitis oder Morbus Reiter in der Anamnese.

Leirisalo M (1977) Rheumatic fever. Clinical picture, differential diagnosis and sequels. Ann Clin Res [Suppl] 9, 20: 1–72

Morbidität

Nach einem Überblick über die *Epidemiologie* und *Pathogenese* von *rheumatischem Fieber* und *rheumatischer Herzkrankheit* wird die Morbidität von Kindern und Erwachsenen der Jahre 1956–1960 und 1970–1974 in Helsinki und einer ländlichen Gegend in Nordkarelien (Finnland) verglichen.

Rheumatisches Fieber nimmt ab, Yersinia Arthritis zu

Es zeigten sich eine Abnahme der Morbidität innerhalb von 14 Jahren auf ein Viertel – wie in allen sozioökonomisch fortgeschrittenen Industrieländern – und eine Verschiebung des Altersgipfels von den Schulkindern zu Jugendlichen und jungen Erwachsenen. 244 von 683 Patienten erfüllten die diagnostischen Kriterien nach Jones. Ein Drittel der Patienten litt an einer zumeist leichten Karditis, deren Form und Ausprägung während der beiden Beobachtungsperioden unverändert blieben. Die akute Mortalität betrug 0,4%. Die Rezidivrate des rheumatischen Fiebers lag mit 0,04/10 Patientenjahre sehr niedrig.

Die Diagnose der **differentialdiagnostisch** wichtigen **Yersinia-Arthritis scheint** nach dieser und anderen skandinavischen Untersuchungen gleichermaßen **zuzunehmen,** wie die Häufigkeit des rheumatischen Fiebers abnimmt. In der zweiten Berichtsperiode wurden **72 Patienten** mit Yersinia-Arthritis gesehen. 11/72 hatten EKG-Veränderungen, 6/72 (8%) eine Karditis, 3/20 eine Sacroileitis, 5/72 das Vollbild eines Reiter-Syndroms, 7 bzw. 2/72 eine Iritis bzw. Conjunctivitis, 9/72 ein Erythema nodosum und 6/72 andere Hautsymptome. Abdominelle Beschwerden gingen bei 53 Patienten (74%) der Arthritis voran, 19 (26%) hatten zuvor einen Infekt der oberen Luftwege. Bei sechs Patienten fanden sich sowohl Streptokokken- als auch Yersinia-Antikörper. Während beim rheumatischen Fieber und bei der rheumatischen Herzkrankheit nur eine zweifach höhere Frequenz des HL-A-Bw35 zu beobachten war, war das **HL-A-B27 in 72% mit der Yersinia-Arthritis assoziiert** – gegenüber einer Incidenz von 14% bei Kontrollen.

HL-A-B27

Diagnostisches Kriterium

Als ein Hauptkriterium für die Diagnose des rheumatischen Fiebers wird der Ausschluß einer Y. enterocolitica-Infektion gefordert.

Larsen JH, Jarner D, Jarløv NV (1977) Yersinia-artrit og kronisk kollagenose. I. Akut Yersinia-artrit og forekomsten af specifikke Yersinia-antistoffer ved kronisk kollagenose. (Yersinia-Arthritis und chronische Kollagenose. I. Akute Yersinia-Arthritis und das Vorkommen spezifischer Yersinia-Antikörper bei chronischer Kollagenose) Ugeskr Laeger 139: 1478–1481

Yersinia-Arthritis häufiger als rheumatische Arthritis

Antikörper

Während eines Zeitraumes von 5 Jahren wurden in Kopenhagen (Dänemark) *320 Fälle einer durch Y. enterocolitica* verursachten *akuten Arthritis* diagnostiziert gegenüber *198 Fällen von rheumatischem Fieber.* Wenige Fälle waren konkurrierender Ätiologie. Somit war Y. enterocolitica häufigste Ursache einer akuten Arthritis.

Unter 355 anderen Fällen von chronischer seropositiver Kollagenose waren erhöhte Antikörpertiter gegen Serotyp 03 von Y. enterocolitica signifikant häufiger.

Langzeituntersuchungen von durchschnittlich 4 Jahren zeigten mit zunehmender Zahl der Bestimmungen einen Anstieg des prozentual Yersinia-Antikörpernachweises auf dem ≤ 80 (reziproker Titer-)-Niveau bis etwa 60%. Diese Antikörpertiter traten zumeist während der entzündlichen Schübe auf. Das Vorkommen dieser Antikörper wird als Ausdruck von Exacerbationen einer chronischen, nicht überwundenen primären Infektion gedeutet (Carrier-Typ), so daß die häufigste Ursache einer akuten Arthritis auch *das häufigste auslösende Moment einer chronischen Kollagenose (Polyarthritis)* wäre.

Jarner D, Jarløv NV, Larsen JH (1977) Yersinia-artrit og kronisk kollagenose. II. Tilfaelde af Yersinia-artrit med langvarigt forløb og udvikling af reumatoid artrit. (Yersinia-Arthritis und chronische Kollagenose. II. 11 Langzeitbeobachtungen von Yersinia-Arthritis mit Übergang in eine rheumatoide Arthritis) Ugeskr Laeger 139: 1481–1484

Es wird über 11 Fälle einer akuten reaktiven *Arthritis durch Y. enterocolitica berichtet.* Die Autoren stellen einen möglichen Übergang bei einigen dieser Fälle in eine rheumatoide Arthritis dar. Alle Patienten waren, auch bei Kontrolluntersuchungen, seronegativ. Acht von ihnen zeigten Symptome einer Chronifizierung: Entsprechend den ARA-Kriterien konnten drei als klassische, vier als wahrscheinliche und vier als mögliche rheumatoide Arthritis eingestuft werden. Die beschriebenen Fälle zeigen, daß einige Patienten mit akuter Yersinia-Arthritis nicht genesen, sondern in eine rheumatoide Arthritis übergehen können, möglicherweise infolge einer »*slow bacterial infection*« oder eines Carrier-Status.

Bliddal J, Kaliszan S (1977) Prolonged monosymptomatic fever due to Yersinia enterocolitica. Acta Med Scand 201: 387–389

Asymptomatisches chronisches Fieber

Ein zuvor gesundes 14jähriges Mädchen erkrankte an hohem, *3 Wochen* anhaltendem *Fieber ohne weitere klinische Befunde.* Ausgedehnte Laboruntersuchungen ergaben nur eine beschleunigte BSG und einen Antikörpertiter gegen *Y. enterocolitica, Serotyp 03.* Eine Normalisierung trat auf eine *Tetracyclinbehandlung* hin ein.

Vantrappen G, Agg HO, Ponette E, Geboes K, Bertrand P (1977) Yersinia enteritis and enterocolits: Gastroenterological aspects. Gastroenterology 72: 220–227

Während einer 4-Jahres-Periode wurden in einer gastroenterologischen Abteilung in Leeuwen (Belgien) das klinische, radiologische und endoskopische Bild der menschlichen Y. enterocolitica-Infektionen an 37 Erwachsenen untersucht. Mit einer Ausnahme war die Diagnose bakteriologisch gestellt. Es erkrankten *doppelt soviel Männer wie Frauen.* Die

Symptome

Symptome waren Bauchschmerz (84%), Durchfall (78%), Fieber (43%), Anorexie (22%), Gewichtsverlust (16%), Übelkeit (13%), Erbrechen, Kopfschmerz, Abgeschlagenheit (je 8%), Arthritis, Pharyngitis, Erythema nodosum bei je einem

In 40% Pseudoappendicitis

Patienten. Eine *Pseudoappendicitis wurde in 40%* beobachtet. Mit einer Ausnahme (09) hatten die 15 serologisch untersuchten Patienten Antikörper gegen den Serotyp 03. Bei der

Röntgenbefunde

Röntgenuntersuchung waren bei 21 von 24 Patienten die distalen 10–20 cm des Ileums verändert. Ein vergrößertes, unregelmäßiges oder *noduläres Schleimhautrelief* und *ulcusverdächtige Formationen* waren die wichtigsten und frühen Röntgenzeichen. Die endoskopische Befunde bei 13 Durch-

Endoskopische Befunde

fallpatienten zeigten eine *Colitis* bei 6 und aphthoide *Ulcera* bei 2 Patienten. Histologisch wurden ebenfalls die Ulcerationen und eine unspezifische *akut-entzündliche Infiltration* beschrieben, Riesenzellen oder sarkoidähnliche Granulome fehlten. Makroskopisch konnte die *Abheilung der Ulcera innerhalb von 4–5 Wochen* am Ileostoma eines 19jährigen Patienten beobachtet werden.

Therapie — Alle Patienten wurden *antibiotisch* behandelt und nach 2–4 Wochen beschwerdefrei. Der Röntgenbefund einer »folliculären Ileitis« persistierte einige Monate. Ein Patient erlitt 20 Monate nach der ersten Behandlung einen Rückfall der klinischen Symptome bei einem erneut auffälligen Röntgenbefund.

Jahresgipfel — 57% der Erkrankungen traten von November bis Januar auf.

Antalik J (1976) Besteht ein Zusammenhang zwischen Infektionen mit Yersinia enterocolitica und der regionalen Enteritis? Fortschr Röntgenstr 125: 510–514

1972–1974 wurden in Nové Zámky (Tschechoslowakei) 29 Fälle einer durch Y. enterocolitica verursachten Gastroenteritis bakteriologisch nachgewiesen. Die bei ihnen erhobenen *Röntgenbefunde* entsprachen zumeist früheren Berichten anderer Autoren: *Tonus- und Motilitätsstörungen,* runde, rundlich-ovale oder polygonale, flache, scharf begrenzte *Füllungsdefekte* von 3–6 mm Durchmesser *im terminalen Ileum, seltener in Jejunumabschnitten,* die als vergrößerte Peyer-Plaques gedeutet werden, Pelotteneffekte als Ausdruck der Lymphome. Diese Veränderungen fanden sich auch bei drei beschwerdefreien Personen mit dem Nachweis von Y. enterocolitica im Stuhl. Drei Patienten zeigten eine hochgradige *passagere Ileumstenose* mit Verzögerung der Passage, bei einem dieser Patienten bestand zudem eine *prästenotische Dilatation.* Das terminale Ileum dieses Patienten wies noch nach 2 und 4 Jahren ein konstant verplumptes Relief auf. Der Patient war beschwerdefrei, die Passage ungehindert, Yersinien wurden offensichtlich nicht mehr nachgewiesen. Der Autor folgert, daß *nicht alle* durch Yersinien verursachten *Ileitiden der völlig reversiblen nichtsklerosierenden Form (Golden) angehören.* Auch eine röntgenologisch konstante Defektheilung sei möglich, die vom Röntgenbild der Enteritis regionalis (Crohn) nicht zu unterscheiden ist.

Yersinia-Defektheilung von M. Crohn röntgenologisch nicht zu unterscheiden

Ekberg O, Sjöström B, Brahme F (1977) Radiological findings in Yersinia ileitis. Radiology 123: 15–19

Röntgenbefunde

Die Röntgenbefunde von 25 Patienten mit bakteriologisch gesicherter Y. enterocolitica–Ileitis terminalis werden beschrieben. Die **Diagnose** wurde **intraoperativ** gestellt. Die Patienten waren zwischen 9 und 58 Jahren alt. Die röntgenologischen Veränderungen fanden sich an den distalen 10–20 cm des Ileums. Entzündliche Veränderungen im Colon oder in weiter proximalen Dünndarmabschnitten wurden nicht gesehen.

Röntgeno-
logische Stadien

Es werden drei Stadien unterschieden: ein **noduläres Stadium** I in den ersten 3 Wochen, ein **ödematöses Stadium** II in der 4.–5. Woche und ein **Stadium der Normalisierung** in der 5.–8. Woche mit noch einzelnen Noduli, geringer Wandverdickung und Dilatation. **Nach 10 Wochen** hatten sich alle Befunde **normalisiert,** mit Ausnahme von zwei Patienten, die noch nach 3 Monaten geringe Veränderungen zeigten. Im Unterschied zur langsam progredienten Ileitis terminalis Crohn fehlen Strikturen, Ulcera und Fisteln.

Friedberg M, Larsen S, Denneberg T (1978) Yersinia enterocolitica and glomerulonephritis. Lancet 1: 498–499

Yersinia-
glomerulo-
nephritis

In einer konsekutiven Studie wurden am Herlev Hospital in Kopenhagen 23 erwachsene Patienten mit einer akuten Glomerulonephritis klinisch und bioptisch untersucht. Bei 11 dieser Patienten wurde eine Infektion mit **Y. enterocolitica Serotyp 03** serologisch nachgewiesen; nur 5 von ihnen zeigten ein typisches klinisches Bild. **Bei keinem** Patienten fand man **Streptokokkenantikörper.**

Lichtmikroskopisch wurde in 10 der 11 Fälle eine proliferative Glomerulonephritis diagnostiziert. **Fluorescenzmikroskopisch** konnte bei fünf von acht verwertbaren Biopsien eine

Yersinia-AG
in Basal-
membran und
Mesangium

diffuse granuläre **Ablagerung im Verlauf der glomerulären Basalmembranen und im Mesangium von Y. enterocolitica 03-Antigen** nachgewiesen werden. Kontrollen mit Glomerulonephritis ohne Yersinia-Antikörpertiter zeigten keine entsprechende Fluorescenz.

Y. enterocolitica Serotyp 03 könnte ein häufiger ursächlicher Faktor für die akute Glomerulonephritis sein.

Forsström J, Viander M, Lehtonen A, Ekfors T (1977) Yersinia enterocolitica infection complicated by glomerulonephritis. Scand J Infect Dis 9: 253–256

Fallbericht Glomerulonephritis

Pathogenese

Fallbericht eines 24jährigen Mannes mit einer serologisch nachgewiesenen Infektion mit Y. enterocolitica Serotyp 03. Der anfänglichen *fieberhaften Gastroenteritis* folgte eine *Monarthritis* und anschließend eine *Mikrohämaturie* und leichte *Proteinurie* von *über 6 Monaten*. Lichtmikroskopisch fand sich eine geringgradige focale mesangioproliferative *Glomerulonephritis* immunfluorescenzmikroskopisch sah man im Mesangium Ablagerungen von IgA und C3-Komplement sowie Spuren von IgG und IgM. Y. enterocolitica 03–Antigen konnte nicht nachgewiesen werden. Diese Pathogenese gilt dennoch als wahrscheinlich. Eine pathogenetische Parallele zur Schoenlein-Henoch-Nephritis mit Bildung von IgA-Antikörpern in der Mucosa und von IgA-Mikrobenantigen-Komplexen wird diskutiert.

Hannuksela M, Ahvonen P (1975) Skin manifestations in human Yersiniosis. Ann Clin Res 7: 368–373

Exantheme, Erythema nodosum

In Helsinki (Finnland) wurden vom 1969–1973 in 30 Fällen mit *Erythema nodosum* (EN), in 6 Fällen mit EN und gleichzeitigem *Erythema multiforme* (EM), in einem Fall mit EN und *Erythema figuratum*, in einem Fall mit EM und in einem Fall mit einem Befund *wie* beim *Arzneimittelexanthem* eine akute Yersiniose diagnostiziert. Während dieser Zeit wurden 180 Patienten mit EN anderer Ursache gesehen. Wichtigster Unterschied zwischen der Yersiniose und den Erythemata anderer Ursache war die Dauer der Efflorescenz. Die Knoten beim Yersinia-EN bildeten sich bis auf eine Ausnahme innerhalb von 4 Wochen zurück, während die Abklingquote innerhalb von 4 Wochen bei den anderen EN-Patienten nur 37% betrug. Zwei Typen des EM wurden beobachtet: *kokardenförmige* und *vesiculopapulöse Läsionen*. Sie traten gewöhnlich einige Tage vor oder zusammen mit den EN-Knoten auf und klangen innerhalb von 2 Wochen ohne Narbenbildung ab.
In 19 Fällen wurde der Serotyp 03, in 17 Fällen der Serotyp 09 von Y. enterocolitica, in 3 Fällen Y. pseudotuberculosis nachgewiesen. Bei 21 der Patienten gingen der Hautmani-

Auch ohne gastro- festation Bauchschmerzen und/oder Durchfall voran, aber
intestinale **11 Patienten zeigten keine gastrointestinale Symptomatik als**
Symptome **Hinweis auf eine Yersiniose.**

Debois J, Vandepitte J, Degreef H (1978) Yersinia enterocolitica as a cause of erythema nodosum.
Dermatologica 156: 65–78

1973–1976 wurden in Louvain (Belgien) von 54 Fällen mit Erythema nodosum 21 auf Y. enterocolitica-Agglutinine
Antikörper untersucht: 8 Patienten hatten signifikante Serum-Antikörpertiter (38%), in allen Fällen gegen den *Serotyp 03*. Bei allen acht Patienten gingen gastrointestinale Symptome dem Ausbruch des Erythems 2 Wochen voran. Jüngste Patientin war ein 13jähriges Mädchen.
In einer ausführlichen Literaturübersicht werden die bis 1976 publizierten 227 Fälle eines durch Y. enterocolitica verursach-
Erythema ten Erythema nodosum zusammengestellt *(♀ : ♂ =*
nodosum *203 : 24)*. Es wird anhand der zitierten schwedischen und
gynäkotrop finnischen Arbeiten sowie des eigenen Falles belegt, daß Y. enterocolitica auch bei Kindern und Jugendlichen ein Erythema nodosum hervorrufen kann.

Bottone EJ (1978) Atypical Yersinia enterocolitica: Clinical and epidemiological parameters. J Clin Microbiol 7: 562–567

Infektionen mit biochemisch typischer Y. enterocolitica treten gewöhnlich als Gastroenteritis, Lymphadenitis mesente-
Sepsis rialis, Ileitis terminalis acuta und *Sepsis* auf, *oft mit visceralen Abscessen*. Die in diesen Fällen isolierten Stämme sind biochemisch typisch und gehören den Serotypen 03 und 09, in den USA den Serotypen 05 und 08 an.
Die Reproduktion, Identifizierung und Kenntnis der Bedeu-
Atypische tung biochemisch und serologisch atypischer Y. enterocoli-
Stämme tica-Stämme bei menschlichen Infektionen machte demgegenüber nur langsame Fortschritte.
Es wird über 19 *Rhamnose-spaltende* und zwei *Sucrosenegative Stämme* berichtet. Die Auswertung der Krankengeschichten von 20 mit 21 atypischen Y. enterocolitica-Stäm-
Geringere men infizierten Patienten zeigt eine *geringere Pathogenität*
Pathogenität und eine *Vielzahl klinischer Erscheinungsbilder*, wie Hautabs-

	cesse, Conjunctivitis, kurzfristige Enteritis, Wund- und Harnwegsinfektionen bei prädisponierten Patienten. Das häufige
Klinik	Ausbleiben eines Anstiegs der Serumagglutinine kann auf eine fehlende Keiminvasion hinweisen. In einem Fall fanden sich Serum-Antikörper nur gegen den (atypischen) Rhamnosespaltenden Stamm. Die Isolierung dieser Stämme bei sporadisch aufgetretenen Infektionen bei zumeist ambulanten Patienten innerhalb von 4 Jahren läßt auf ein **unbekanntes Reservoir im Einzugsbereich dieser New Yorker Klinik** schließen und **spricht gegen Hospitalinfektionen.**

Bissett ML (1976) Yersinia enterocolitica isolates from humans in California, 1968–1975.
J Clin Microbiol 4: 137–144

	Es wird aus Kalifornien über 24 Isolierungen von Y. enterocolitica im angegebenen Zeitraum berichtet. Neun verschiedene
9 Serotypen	Serotypen wurden gefunden: zumeist die Typen 08 (6 F.) und 05 (5 F.). Die Anzüchtung erfolgte *aus Stuhl* (12 mal),
Fundorte	*Blutkulturen* (3), *Sputum* oder *Auswurf* (3), *Galle* oder *Dünndarmsekret* (2), *Wundabstrichen* (2), *Brust-* (1) *und Hautabscessen* (1). Acht der isolierten Stämme stammten von Kindern im Alter von 8/12–10 Jahren. Den Befunden lagen uneinheitliche klinische Symptome zugrunde. Die biochemische Charakterisierung wird detailliert ausgeführt. In der antibiotischen Empfindlichkeit zeigten über 50% der Stämme eine
Resistenz	*Resistenz gegen Ampicillin* und *Carbenicillin*; gegen *Cephalothin* war die überwiegende Zahl resistent; Empfindlichkeit
Empfindlichkeit	bestand mit einer Ausnahme *gegenüber Streptomycin*.

Thirumoorthi MC, Dajani AS (1978) Yersinia enterocolitica osteomyelitis in a child. Am J Dis Child 132: 578–580

Fallbericht	Bericht über ein 9jähriges Mädchen mit Thalassaemia major, Lebercirrhose und Hämosiderose, das an einer Osteomyelitis der 9. und 11. Rippe links erkrankte.
Klinik	Achtzehn Tage vor der Aufnahme war das Mädchen für 3 Tage an einem *fieberhaften Infekt der oberen Luftwege* mit *Pharyngitis* und *Tonsillitis* erkrankt. Der Rachenabstrich zeigte β-hämolysierende Streptokokken; es erfolgte eine

Yersinia-Absceß

Therapie

Penicillinbehandlung. Am 13. Tage vor der stationären Behandlung begann sie erneut anhaltend zu fiebern. Eine schmerzhafte Schwellung der **linken Brustwand** fiel auf, die schließlich fluktuierte. Aus dem abpunktierten **Eiter** wurde Y. **enterocolitica**, Biotyp 3, Serotyp 03, angezüchtet. Erneuter Rachenabstrich und Stuhlkulturen blieben Y. enterocolitica-negativ. Die Entfieberung trat auf eine Chloramphenicolbehandlung hin ein.

Retrospektiv hatte das Mädchen 3 Wochen vor der stationären Aufnahme nach Verzehr eines „Hamburgers" in einem Schnellimbiß erbrochen und für etwa 12 Std. über Bauchschmerzen geklagt. Familienmitglieder waren nicht erkrankt.

7.2 Infektionsquellen, Infektionswege, Immunität

Black et al. 1978
Baier et al. 1977
Tsubokura et al. 1976
Kaneko et al. 1977
Kapperud 1977
Aldová et al. 1977
Lancet (Editorial) 1977
Bech et al. 1978
Keddie et al. 1977
Gómez Sáez et al. 1979

Infektionsquellen

Übertragung

Inkubationszeit

Als Infektionsquellen für Y. pseudotuberculosis kommen **nahezu alle Haustiere** sowie **wildlebende Säugetiere** und **Vögel** in Frage. Auch Y. enterocolitica wurde bei vielen Säugetieren gefunden, humanpathogene Stämme vor allem beim Schwein, manchmal galt der **Haushund** als Überträger. Wahrscheinlich handelt es sich um Kontaktinfektionen mit oralem Infektionsweg. Die **Übertragung von Mensch zu Mensch** ist **möglich.** Eine Infektion durch **Nahrungsmittel** und **Trinkwasser** ist denkbar.

Die Infektionen treten in der Regel sporadisch auf. Einige kleinere Epidemien wurden beschrieben, vor allem unter Kindern. Gestützt auf eine dieser Beobachtungen beträgt die **Inkubationszeit** für Y. enterocolitica etwa **10 Tage.** Der Schweregrad der Erkrankung ist auch bei derartigen Epidemien individuall stark wechselnd.

Immunität Ob die Infektion eine bleibende Immunität hinterläßt, ist ungeklärt, aber aufgrund von Altersverteilung, tierexperimentellen Studien und serologischen Untersuchungen denkbar. *Chronische oder rezidivierende Verläufe* sind bisher nur vereinzelt beschrieben worden. Über Dauerausscheider humanpathogener Yersinia-Stämme wurde bisher nicht berichtet.

Black RE, Jackson RJ, Tsai T, Medvesky M, Shayegani M, Feeley JC, Macleod KIE, Wakelee AM (1978) Epidemic Yersinia enterocolitica infection due to contaminated chocolate milk. N Engl J Med 298: 76–79

Epidemie durch Schulgetränk Es wird über eine Epidemie in fünf New Yorker Schulen berichtet, während derer 222 Personen (217 Kinder und 5 Angestellte) mit Fieber und Bauchschmerzen erkrankten, die mit Y. enterocolitica (08) *kontaminierten Kakao* getrunken hatten. Im September und Oktober 1976 wurden 36 der Kinder stationär behandelt, 16 appendektomiert. Bei 38 erkrankten Personen wurde Y. enterocolitica aus dem Stuhl isoliert; alle litten unter *Fieber*, 37/38 an *Bauchschmerzen*, 18/38 an *Durchfall*, 4/38 zeigten ein *Exanthem*. Bei den vor Aufdeckung der Epidemie operierten Kindern fand sich bei 10/16 eine Lymphadenitis mesenterialis, bei 4/16 eine akute Ileitis, bei 4/16 eine erythematöse Appendix, bei einem Patienten eine postoperative Wundeiterung mit Y. enterocolitica. Histologisch waren 8/16 der Appendices unauffällig, 3/16 zeigten eine lymphoide Hyperplasie, 5/16 eitrige Einschmelzungen.

Stuhlkultur Die Anzüchtung von *Y. enterocolitica aus dem Stuhl* gelang überwiegend *während der ersten 15 Krankheitstage* (59%), vom 16.–30. Tag nur noch bei 20%, nach 1 Monat bei 10% der Patienten. Positive Serum-Agglutinationstiter von ≥ 160 fand man bei 61% der Personen mit positiven Stuhlkulturen und bei 15% von 219 Personen, die retrospektiv während der Epidemie erkrankt waren, dagegen nur bei einem gesunden Kind aus mehreren Vergleichskollektiven. Ein 9jähriges Mädchen hatte ca. 3 Wochen nach den fieberhaften Bauchschmerzen über eine Oligoarthritis und Augenbrennen geklagt. Weitere Komplikationen traten nicht auf. *Behandelte und unbehandelte Patienten zeigten dieselbe Symptomatik und denselben Verlauf.* Erkrankungen von Familienangehörigen kamen nicht vor.

Ausgangspunkt der Epidemie war eine Kontamination in der Molkerei beim manuellen Unterrühren des Schokoladensirups in die pasteurisierte Milch.

Baier R, Puppel H, Hein J (1977) Sepsis durch Yersinia enterocolitica. Diagnostik, Klinik, Infektionsquelle. Dtsch Med Wochenschr 102: 54–58

Sepsis

Haushund als Infektionsquelle

Es wird über eine *Sepsis* durch Y. enterocolitica (Serotyp 03) bei einem 52jährigen Patienten mit chronischer Hepatitis, Panmyelopathie und paroxysmaler nächtlicher Hämoglobinurie berichtet. Y. enterocolitica wurde aus zwei Blutkulturen isoliert. Die Serum-Agglutinationstiter betrugen maximal 1 : 10 000. Biochemisch, serologisch und lysotypisch identische *Y. enterocolitica*-Stämme wurden *aus zwei Stuhlproben der Ehefrau* und zweimal *aus Kotproben des Haushundes* isoliert. Der mit im Haushalt lebende Sohn war bei negativer Stuhlkultur auch serologisch unauffällig. Der Haushund wird für die mögliche Infektionsquelle gehalten.

Tsubokura M, et al. (1976) Studies on Yersinia enterocolitica. II. Relationship between detection from swine and seasonal incidence, and regional distribution of the organism. Ipp J Vet Sci 38: 1–6

Bei Schweinen

Die Anzüchtung von *Y. enterocolitica aus dem Cöcalinhalt von Schweinen* war saisonabhängig. Im Winter und Frühling wurden häufiger Yersinien isoliert als im Sommer.

Tsubokura M, Otsuki K, Fukuda T (1976) Studies on Yersinia pseudotuberculosis. IV. Isolation of Y. pseudotuberculosis from healthy swine. Ipp J Vet Sci 38: 549–552

Bei Schweinen 28 *Y. pseudotuberculosis*-Stämme wurden aus dem *Cöcalinhalt* von 2041 offensichtlich *gesunden Schweinen* dreier Ställe in Japan angezüchtet. Die Verteilung der Serotypen differierte zwischen den einzelnen Ställen. Stämme des Serotyps III überwogen. Alle Isolierungen erfolgten während der kalten Jahreszeit.

Kaneko K, Hamada S, Kato E (1977) Occurence of Yersinia enterocolitica in dogs. Ipp J Vet Sci 39: 107–114

Bei Hunden In Saporo wurden aus *Darminhalt* und Mesenteriallymphknoten von 25 unter 451 *Hunden* 395 Y. enterocolitica-Stämme isoliert. 282 Stämme gehörten dem Serotyp 03 (Biotyp 4) an, 60 dem Serotyp 05B (Biotyp 2), 47 dem Serotyp 09 (Biotyp 2); hinzu kamen wenige weitere Serotypen. Bei 17 Hunden wurden die humanpathogenen Stämme der Serotypen 03 und 09 gefunden.

Kapperud G (1977) Yersinia enterocolitica and Yersinia like microbes isolated from mammals and water in Norway and Denmark. Acta Pathol Microbiol Scand [B] 2: 129

Aus *Stuhlproben* von kleinen *Nagern, Spitzmäusen, Rotfüchsen* und *aus Wasserproben* wurden 149 Y. enterocolitica-Stämme isoliert. Der Serotyp 06 dominiert bei Rotfüchsen und kleinen Nagern.

Aldová E, Cerný, Chmela J (1977) Findings of Yersinia in rats and sewer rats. Zentralbl Bakteriol [Orig A] 239: 208–212

Bei Ratten In der Tschechoslowakei wurden 178 Kadaver der *Wander-* und *Hausratte* auf Yersinien untersucht. Es wurden 30 Yersinia-Kulturen isoliert; 16mal handelte es sich um den Serotyp 03 (nach Winblad) von Y. enterocolitica, 10mal um andere, zum Teil nicht eingeordnete Serotypen; 4mal handelte es sich um Yersinia pseudotuberculosis Serotyp III. Y.

enterocolitica 03 fand sich nur bei vier Hausratten in Schweineställen, Y. pseudotuberculosis wurde bei vier Hausratten eines Ortes gefunden, 2mal zusammen mit Y. enterocolitica. Die Bedeutung der Ratten als Überträger von Yersinien auf Nahrungsmittel wird diskutiert, bedarf aber weiterer Untersuchungen.

Editorial: Thyroid disease and antibodies to Yersinia. Lancet (1977) 1: 734–735

Yersinia-Ak bei Schilddrüsenerkrankungen

Der Autor diskutiert Erklärungen für die eindrucksvolle Beziehung zwischen Schilddrüsenerkrankungen und Antikörpern gegen Y. enterocolitica. Trotz geringerer Morbidität und seltenerem Vorkommen von *Yersinia-Antikörpern* bei der Normalbevölkerung in den USA als in Skandinavien finden sich die Antikörper *bei Schilddrüsenerkrankungen* in beiden Gegenden *gleich häufig.* Da nichts für eine direkte Infektion der Schilddrüse durch diesen Erreger spricht, wird nach anderen *Erklärungen für diese möglicherweise kausale Beziehung* gesucht.

Hypothesen der Pathogenese

Für die Hypothese einer *kreuzreagierenden Immunisierung* mit Toleranzbrechung wäre die simultane Exposition des Individuums den kreuzreagierenden Antigenen gegenüber erforderlich, welche ohne direkte Schilddrüseninfektion durch Yersinia nicht erklärbar wäre.

Die Hypothese einer molekularen *Imitation des Schilddrüsenantigens* durch Yersinia enthält eine Alternative: Entweder sind nur wenige erkrankende Personen aufgrund eines ihnen eigenen kreuzreagierenden Antigens in der Lage, derart auf den Erreger zu reagieren, daß Schilddrüsenantigen freigesetzt wird. Oder aber die meisten Personen verfügen über ein Antigen, das wenigen fehlt, aber dem infektiösen Antigen entspricht, so daß nur wenige eine Immunantwort auf die Infektion zeigen, wie sie der Mehrheit abgeht. In beiden Fällen müßte die Schilddrüsenerkrankung in Zusammenhang mit der Infektion auftreten.

Schließlich besteht die Möglichkeit, daß das Individuum *Antikörper gegen Schilddrüsenkomponenten* gebildet hat, die zufällig eine Kreuzreaktion mit Yersinia-Antigendeterminanten zeigen. Das würde die Yersinia-Infektion aus dem Kausalzusammenhang entlassen und dem Befund lediglich diagnostische, aber keine ätiologische Bedeutung beimessen.

Bech K, Clemmensen O, Larsen JH, Thyme S, Bendixen G (1978) Cell-mediated immunity to Yersinia enterocolitica Serotype 3 in patients with thyroid diseases. Allergy 33: 82–88

Rolle von Yersinia bei Schilddrüsenerkrankungen

Die *Celluläre Immunität gegen den Serotyp 03* von *Y. enterocolitica und* rohen *menschlichen Schilddrüsenextrakt* wurde bei 64 Patienten mit Schilddrüsenkrankheiten und bei 25 Kontrollpersonen im Leukocytenmigrationstest untersucht. In der Patientengruppe insgesamt und bei Patienten mit *Hyperthyreose* und mit *euthyreoter Struma diffusa* fand sich im Vergleich zu den Kontrollen *in Gegenwart von Yersinia* eine signifikant *gehemmte Leukocytenmigration.* Bei den Kontrollen war der Migrationsindex unabhängig von dem Vorkommen oder der Titerhöhe zirkulierender Yersinia-Antikörper; bei den Patienten war jedoch der Migrationsindex bei Nachweis von Yersinia-Antikörpern niedriger als bei Patienten ohne Yersinia-Antikörper. Bei letzteren entsprach er den Kontrollen. Die Hemmung der Leukocytenmigration fiel bei zwei Patienten während der Rekonvaleszenzphase nach akuter Yersiniose normal aus.

In Gegenwart von Schilddrüsenextrakt fand sich ein eindeutiger Unterschied der Leukocytenmigrationshemmung nur bei Hyperthyreose. Allerdings konnte eine signifikante positive Korrelation zwischen der Migrationshemmung durch Schilddrüsenextrakt und Yersinia nachgewiesen werden, während bei den Kontrollen keine Korrelation bestand.

Hyperthyreose

Als Erklärung wird eine *Kreuzreaktion der Antigendeterminaten von Y. enterocolitica und Schilddrüsenzellen* oder eine *pathogenetische Rolle von Y. enterocolitica bei Schilddrüsenerkrankungen* angenommen.

Keddle N, Metcalfe-Gibson C, Tooth JA (1977) Yersinia and thyroid disease. Lancet 2: 1368

Die Autoren haben in Manchester (Großbritannien) konsekutiv 26 zur Schilddrüsenoperation überwiesene Patienten auf Antikörper gegen Y. enterocolitica, Serotyp 03, untersucht. Sieben litten an einer Hashimoto-Struma, elf an Hyperthyreose und acht an kolloidaler Struma. Bei 11 Patienten wurden Schilddrüsenantikörper nachgewiesen, bei keinem fand sich ein positiver Yersinia-Agglutinationstest. Eine Antikörperkreuzreaktion zwischen Antikörpern gegen

Zufall? Yersinia und Schilddrüsenantigen gilt deshalb als unwahrscheinlich. Vielmehr sei die *Assoziation zwischen Yersina und Schilddrüsenerkrankungen* wahrscheinlich *zufällig* und *ohne kausale Bedeutung.*

Gómez Sáez JM, Soler Ramón J, Casanova A (1979) Yersinia enterocolitica and thyroid diseases in Spain. Lancet 1: 678–679

154 Seren von Patienten mit verschiedenen Schilddrüsenerkrankungen und von 44 Kontrollpersonen wurden auf Antikörper gegen die Serotypen 03 und 09 von Y. enterocolitica untersucht. Die Häufigkeit von Y.enterocolitica-Antikörpern entsprach bei Kontrollpersonen derjenigen bei Patienten mit Schilddrüsenerkrankungen. Positive Titer gegen Serotyp 09 wurden nur je einmal beobachtet. Bei positiven Titern und Hyperthyreose bestand kein Zusammenhang mit dem Funktionsstatus. Das Vorkommen von *Yersinia-Antikörpern bei verschiedenen Schilddrüsenerkrankungen* und die Unwahrscheinlichkeit einer einheitlichen Ätiologie lassen die von *Zufall?* anderen beschriebene Assoziation als *Zufallsbefund* erscheinen.

7.3 Spezielle bakteriologische und serologische Diagnostik

Nicolle et al. 1976
Riccardi et al. 1978
Carlsson et al. 1976

Bakteriologische Diagnostik
Yersinia pseudotuberculosis und Y. enterocolitica stellen nur wenige Ansprüche an kulturelle Nährböden. Sie wachsen gut bei Zimmertemperatur, werden aber bei 37°C leicht von anderen Keimen überwuchert. Sie sind biochemisch zu identifizieren. Bei mangelnder Differenzierung werden sie *mikroskopisch als „coliform"* beschrieben und *fälschlich der „Proteusgruppe" zugeordnet.* Der Erregernachweis ist aus dem entzündlichen Exsudat, aus der Appendix, excidierten Lymphknoten, aus Darmabschnitten und Stuhlproben mög-

lich. Während die Ergebnisse bei der Isolierung von Y. pseudotuberculosis sehr unterschiedlich sind und die Anzüchtung oft nur aus Operationsmaterial gelingt, kann Y. enterocolitica bei unbehandelten Patienten relativ *leicht aus dem Stuhl angezüchtet* werden.

Serodiagnostik
Einige serologische Kreuzreaktionen mit anderen Enterobacteriaceae sind bekannt und bei der Serodiagnostik zu beachten: Es bestehen *partielle Antigengemeinschaften für die O-Antigene* von:

Gemeinsame antigene Eigenschaften mit Salmonellen E. Coli, Morbus Bang!

- Y. pseudotuberculosis Serotyp II und *Salmonellen der B-Gruppe*,
- Y. pseudotuberculosis IV und *Salmonellen der D-Gruppe*, *E. coli O-Gruppe 27; 17*,
- Y. pseudotuberculosis VI und *E. coli O-Gruppe 55*,
- Y. enterocolitica 09 (V) und *Brucella abortus*.

Der früher auftretende oder der nominell höhere Antikörpertiter spricht keineswegs für die entsprechende Infektion. Vielmehr können nur eine bakteriologische und serologische Ausschlußdiagnostik, letztlich nur Serumabsättigungsversuche auf das pathogene Antigen schließen lassen. Ist dieser Aufwand nicht möglich, kann man zur Zeit in Mitteleuropa annehmen, daß eine Salmonellose 5–10mal häufiger auftritt als eine Yersiniose, eine Y. enterocolitica-Infektion aber wesentlich häufiger als ein Morbus Bang.

Titerverlauf bei akuter Infektion
Antikörper-Agglutinationstiter (Widal) *ab 1 : 160 bei Y. pseudotuberculosis* und ab *1 : 80 bei Y. enterocolitica* sprechen bei entsprechendem Titerverlauf für eine *akute Infektion*.

Nicolle P, Mollaret HH, Brault J (1976) Nouveaux résultats sur la lysotype de Yersinia enterocolitica portant surplus de 4000 souches d'origines diverses. (Neue Ergebnisse der Phagentypisierung von Y. enterocolitica unter Berücksichtigung von über 4000 Stämmen verschiedenen Ursprungs) Rev Epidemiol Sante Publique 24: 479–496

Phagentypisierung
1. Die Phagentypisierung von Y. enterocolitica wurde an über 4000 Stämmen unterschiedlicher Herkunft mit zwei Sätzen von Phagen vorgenommen. Der erste bestehend aus 12 Phagen lysogener Stämme derselben Art ermöglicht die Unterscheidung von *10 Phagotypen*, gezählt als I-VIII sowie IX A und IX B bei 3323 lysotypisierbaren unter 4366 untersuchten Stämmen.

2. Die Prüfung auf β-Galaktonidase unterscheidet den Phagotyp IX A in *zwei Subtypen:* einen β-Galaktonidase-positiven IX A1 und einen β-Galaktonidase-negativen IX A2.
3. Die mit dem ersten Satz nicht typisierbaren Stämme bilden zwei unterschiedliche Gruppen: Eine, *Typ X*, war *unempfindlich gegenüber* den *12 Phagen* des ersten Satzes; die andere, Typ XI, zeigte eine solche Vielfalt lytischer Reaktionen gegenüber den Phagen des ersten Satzes, daß es nicht möglich war, sie einzelnen Gruppen als Phagotyp zuzuordnen.
4. Die *Gruppe X* wurde einer komplementären Phagentypisierung mit einem zweiten Phagensatz aus Abwässern unterzogen und in *20 Subtypen* unterteilt, von denen bisher nur 7 näher untersucht wurden. Sie werden als X1–X7 bezeichnet.

Riccardi ID, Pearson AD, Suckling WG, Klein C (1978) A microagglutination test for Yersinia enterocolitica infection: Recognition of multiple serotypes in experiments with stained suspensions of serotype 05,27. J Med Microbiol 11: 359–364

Änderung der Antigenspezifität

Mit Triphenyltetrazoliumchlorid (TTC) behandelte Y. enterocolitica-Suspensionen ändern ihre Antigenspezifität, die im Röhrchen- und Mikrotitrierplatten-Agglutinationstest bestimmt wurde. So reagierte die Suspension des Serotyps 05,27 mit Antikörpern von neun O-Serotypen von Y. enterocolitica in Seren experimentell infizierter Tiere, zeigte aber keine Kreuzreaktion mit Antiseren gegen fünf andere, nicht verwandte Gattungen einschließlich Brucella. Dieselbe Suspension zeigte allerdings eine schwache Kreuzreaktion mit Antiseren gegen vier Serotypen von Y. pseudotuberculosis.

Welche Bedeutung diese Antigenbehandlung für die Antikörperbestimmung gegen die lange Reihe der potentiell humanpathogenen Y. enterocolitica-Serotypen bekommen könnte, muß noch geklärt werden.

Carlsson HE, Hurvell B, Lindberg AA (1976) Enzyme-linked immunosorbent assay (ELISA) for titration of antibodies against Brucella abortus and Yersinia enterocolitica. Acta Pathol Micorbiol Scand [C] 84: 168–176

Antikörper-quantifizierungstest Für die Bestimmung und Quantifizierung von Antikörpern gegen Brucella- und Yersinia-Bakterien wurde ein *Enzymgekoppelter Immunabsorptionstest* (ELISA) mit Lipopolysacchariden der Bakterienmembran als Antigen für ein Antiserum vom Kaninchen entwickelt. ELISA erwies sich als *100mal empfindlicher* als der herkömmliche Agglutinationstest nach Widal. Der Test ist zudem geeignet, Antigenunterschiede zwischen Brucella abortus und dem O-Antigen von Y. enterocolitica 09 (Typ V nach Knapp und Thal) zu erkennen.

7.4 Pathogenese, Modellversuche, Histologie

Bovallius u. Nilsson 1975
Lee et al. 1977
Une et al. 1977
Alonso et al. 1975
Böhm u. Wybitul 1978
Papadimitriou et al. 1977
Niemi et al. 1976
Kanamori 1976
Pai u. Mors 1978

Pathogenese Bei der Y. pseudotuberculosis-Infektion wird für die *pseudoappendicitische Verlaufsform* analog dem tuberkulösen *Primärkomplex eine Keiminvasion am terminalen Ileum* mit einem entzündlichen Befall der regionären Lymphknoten angenommen. Eine andere These hält bei der *enteritischen Verlaufsform* analog dem Typhus abdominalis eine *cyclische Infektion* für wahrscheinlich, bei der die Ileitis die Organmanifestation darstellt. Für die Y. enterocolitica-Infektion werden pathogenetische Modellvorstellungen erst seit einigen Jahren entwickelt.

Morphologie Das *morphologische Substrat der Infektion mit Y. pseudotuberculosis* ist die *abscedierende reticulocytäre Lymphadenitis.* Diese Sonderform der Lymphadenitis hatte ursprünglich zur Abgrenzung des Krankheitsbildes geführt. Ein gleichartiges histologisches Bild wird jedoch auch beim Lymphogranuloma inguinale, bei der Katzenkratzkrankheit und der Tularämie beobachtet. Dagegen verursacht Y. enterocolitica eine unspezifische Lymphadenitis, oft mit leukocytären Mikroabscessen in den Keimzentren.

Bovallius A, Nilsson G (1975) Ingestion and survival of Yersinia pseudotuberculosis in HeLa cells. Can J Microbiol 21: 1997–2007

HeLa-Zell- HeLa-Zellen wurden mit Y. pseudotuberculosis infiziert. Die
invasiv Bakterien konnten intracellulär mit verschiedenen Techniken nachgewiesen werden. Für die Aufnahme schien die Phagocytose eine Rolle zu spielen. ***Intracellulär*** lagen die Bakterien ***in Vacuolen***. Die Bakterien überlebten in den Zellen mindestens 3 Tage.

Lee WH, McGrath PP, Carter PH, Eide EL (1977) The ability of some Yersinia enterocolitica strains to invade HeLa cells. Can J Microbiol 23: 1714–1722

Zahlreiche Typen von Y. enterocolitica sind bisher aus tierischen, Umwelt-, Lebensmittel- und menschlichen Quellen isoliert worden – ihre Bedeutung für die öffentliche Hygiene ist dennoch unklar.

HeLa-Zell-Test **72 *Y. enterocolitica*-Stämme** wurden auf ihre Fähigkeit untersucht, in HeLa-Zellen einzudringen. Die typischen ***humanpathogenen Stämme dringen wie*** andere invasive pathogene Keime ***in HeLa-Zellen ein***. Diese Eigenschaft bleibt auch alten Mutterkulturen erhalten und kann gleich der Motilität temperaturabhängig sein. Die intracelluläre und nicht nur adhäsive Lage der Bakterien wurde elektronenmikroskopisch bestätigt. Aesculin- und Salicin-positive typische pathogene Stämme drangen nicht in die HeLa-Zellen ein. In dieser Untersuchung war keiner der 34 aus Lebensmitteln und Wasser isolierten Stämme invasiv. Die nicht invasiven Y. enterocolitica-Stämme hefteten sich nicht an die Zellen an und sind Ursache zweifelhafter Befunde. Der HeLa-Zell-Test ist einfach, billig und schnell und könnte sich als nützlicher ***Marker bei der Charakterisierung von Y. enterocolitica*** erweisen.

Une T, Zen-Yoji H, Maruyama T, Yanagawa Y (1977) Correlation between epithelial cell infectivity in vitro and O-antigen groups of Yersinia enterocolitica. Microbiol Immunol 21: 727–729

Pathogene Stämme infektiös für HeLa-Zellkulturen

Die Autoren hatten nachgewiesen, daß von Patienten isolierte Y. enterocolitica-Stämme in vivo und in vitro in Epithelzellen eindringen und beim Kaninchen analog zum Menschen bei intraduodenaler Inoculation eine schwere Enteritis verursachen.

203 verschiedene Y. enterocolitica-Stämme, von denen 178 in 15 O-Antigengruppen nach Wauters eingeteilt werden konnten und 25 nicht typisierbar waren, wurden auf ihre Infektiosität für HeLa-Zellen untersucht. Mit einer Ausnahme waren alle Stämme der Serotypen 03, 05B, 08 und 09 für HeLa-Zellen infektiös. Im Gegensatz dazu drangen Stämme anderer O-Gruppen nicht in die Zellen ein. Dieser Befund spricht für die Möglichkeit, *in vitro* die *Pathogenität von Y. enterocolitica-Stämmen zu bestimmen.* Die *Fähigkeiten*, die *Mucosazellmembran zu durchdringen* und in Phagocyten des Wirtes zu überleben und sich zu vermehren, spielen offensichtlich eine große Rolle für die Infektiosität von Y. enterocolitica.

Alonso JM, Bercovier H, Destombes P, Mollaret HH (1975) Pourvoir pathogène expérimental de Yersinia enterocolitica chez la souris athymique (Nude). Ann Microbiol (Paris) 126 B: 187–199

»Nackte« Maus

Die *4500 Y. enterocolitica-Stämme* der Sammlung des Centre International des Yersinia (Paris) waren *in der Regel für Laboratoriumstiere nicht pathogen.* Lediglich fünf oder sechs *zeigten eine spontane Pathogenität für Mäuse* – sie hatten *beim Menschen fast ausnahmslos eine letale Septicämie* verursacht. Mit diesen und mit mäuseapathogenen, typischerweise von Patienten isolierten Stämmen (Biotyp 4, Serotyp 03, Phagentyp VIII; Biotyp 2, Serotyp 09, Phagentyp X_3) wurden Cyclophosphamid-behandelte und thymuslose „Nude"-Mäuse infiziert.

Hochpathogene Stämme töteten unbehandelte wie Cyclophosphamid-behandelte Mäuse.

Mäuse-apathogene Stämme zeigten (bis auf eine Ausnahme) auch keine Pathogenität für Cyclophosphamid-behandelte

T-Zellen bei Abwehr wichtig

Mäuse, *töteten* aber die peroral oder intraperitoneal infizierten *thymuslosen „Nude"-Mäuse*. Diese erkrankten an einer Enteritis und Bronchopneumonie mit nachfolgender Sepsis. Abscesse fanden sich in Leber, Milz und Ileumwand.

Die Infektion der „Nude"-Mäuse gleicht der menschlichen Infektion, die zu zwei Dritteln als Enteritis bei unter 4jährigen Kindern und als Sepsis bei Erwachsenen mit Immundefekten verläuft.

Die Rolle der T-Lymphocyten für die Aktivierung der B-Lymphocyten und der Makrophagen wird diskutiert.

Böhm N, Wybitul K (1978) Different histologic types of mesenteric lymphadentitis in Yersinia pseudotuberculosis type I and type II infection. Pathol Res Pract 162: 301–315

Pseudoappendicitis

1976 wurde im Pathologischen Institut Freiburg 10mal die Diagnose einer reticulocytär-abscedierenden Lymphadenitis mesenterialis (Maßhoff) gestellt. Die Patienten waren Kinder zwischen 6 und 15 Jahren (♂ : ♀ = 8 : 2) mit der Symptomatik einer Pseudoappendicitis. Alle 10 Fälle traten im November und Dezember auf. Nachträgliche serologische Untersuchungen bei 8 Patienten 1 – 4 Wochen nach der Laparotomie ergaben sämtlich positive Antikörpertiter gegen Y. pseudotuberculosis, 5mal wurde der Serotyp I, 1mal der Serotyp II nachgewiesen und 2mal war der Agglutinationstest sowohl gegen Typ I als auch (eine Stufe niedriger) gegen Typ II positiv. Histologisch zeigten alle Fälle des Serotyp I das Bild einer *reticulocytär-abscedierenden Lymphadenitis* ohne Riesenzellen, während der Serotyp II eine *epitheloidzellig-abscedierende Lymphadenitis* mit Riesenzellen aufwies. Es wird auf einen typen-charakteristischen Unterschied im histologischen Erscheinungsbild der Y. pseudotuberculosis-Lymphadenitis geschlossen. Die in Stufenschnitten untersuchten Appendices wiesen 1mal eine lymphatische Hyperplasie und 7mal geringe entzündliche Veränderungen auf.

Papadimitriou CS, Müller-Hermelink HK, Lennert K (1977) Immune histochemical and electron microscopic observations on so-called non-specific mesenterial lymphadenitis. Ann Anat Pathol (Paris) 22: 315–322

Elektronenmikroskopische Befunde

Zwei Fälle von Lymphadenitis mesenterica beim Kind, bei denen eine Y. enterocolitica-Infektion serologisch nachgewiesen war, wurden immunhistochemisch, ein morphologisch gleichartiger weiterer Fall elektronenmikroskopisch untersucht.

Es fanden sich eine mäßige Verbreitung der Pulpa des Lymphknotencortex mit vorwiegend kleinzelligen Lymphocyten und eine starke Verbreiterung der Sinus mit Anreicherung basophiler Immunoblasten. Diese zeigten elektronenmikroskopisch die verschiedenen Stadien der *lymphocytären Umwandlung* und enthielten *große Mengen* an *Immunglobulinen.* Die Autoren erklären Mechanismus und Form der Läsionen bei der Lymphadenitis mesenterica durch die *mitogene Aktivität* der von den Bakterien freigesetzten Lipopolysaccharide.

Lipopolysaccharide

Niemi KM, Hanuksela M, Salo OP (1976) Skin lesions in human Yersiniosis, a histopathological and immunhistological study. Br J Dermatol 94: 155–160

Histologie der Hautveränderungen

Das Biopsiematerial entstammte 16 Fällen mit Erythema nodosum, 8 Fällen mit *Erythema multiforme* und einem Fall mit Erythema figuratum bei einer Yersiniose. Prinzipiell bestanden die Veränderungen beim Erythema nodosum in einer septalen oder diffusen milden Panniculitis, in 7 Fällen auch in einer *nekrotisierenden Vasculitis der kleinen, mittleren und großen Arterien.* Beim Erythema multiforme war eine perivasculäre lymphocytäre Infiltration ohne Vasculitis vorherrschendes Merkmal, oft fand man auch ein deutliches subepidermales oder perivasculäres Ödem. *Immunglobulinpräcipitate* sah man in Gefäßwänden bei zwei Fällen mit Erythema multiforme.

Verlauf der Hautläsionen

Der rasche Verlauf der Hautläsionen und die Häufigkeit einer nekrotisierenden Vasculitis der Arterien passen zu Veränderungen, wie man sie bei der *experimentellen Arthus-Reaktion* findet, bei der einer nekrotisierenden Vasculitis eine lymphocytäre Infiltration entsprechend einer *Reaktion vom verzögerten Typ* folgt.

Kanamori M (1976) Biological activities of endotoxins from Yersinia enterocolitica. Ipp J Microbiol 20: 273–280

Endotoxine

Die chemischen Eigenschaften und biologischen Aktivitäten der Lipopolysaccharid- und Boivin-Endotoxine von Y. enterocolitica der Serotypen 03 und 09 wurden untersucht. Die chemische Zusammensetzung der **Lipopolysaccharide** beider Serotypen war ähnlich, die Ausbeute bei 09-Stimmen jedoch 10mal geringer, möglicherweise als Folge einer geringeren Löslichkeit. In der **Pyrogenität**, der **Sanarelli-Shwartzman-Reaktion beim Kaninchen** und der **Letalität für Mäuse** bestanden keine Unterschiede. Bei den Boivin-Endotoxinen zeigten sich chemische und biologische Unterschiede zwischen beiden Serotypen. Vor allem das Endotoxin des Y. enterocolitica-Serotyps 03 kann eine wichtige Rolle bei der Infektionskrankheit spielen.

Pai CH, Mors V (1978) Production of enterotoxin by Yersinia enterocolitica. Infect Immun 19· 908–911

Hitzestabiles Enterotoxin

In Montreal wurde die Enterotoxinproduktion von 43 bei Kindern mit Gastroenteritis isolierten Y. enterocolitica-Stämmen und von 18 Referenzstämmen verschiedenster Serotypen untersucht. Im Testmodell mit 3 Tagen alten Mäusen waren alle von Patienten isolierten und 7 Laborstämme enterotoxigen. **8 der 10** serologisch nicht typisierbaren **Referenzstämme zeigten keine Enterotoxinproduktion**, darunter 5 Rhamnose-positive Stämme. Im Versuch mit Y_1-Nebennierentumorzellen produzierte kein Stamm Toxine. Die **im Mäusemodell nachgewiesene Enterotoxinaktivität** bestätigte sich auch bei einem an der Ileumschlinge des Kaninchens getesteten Stamm.

Enterotoxin wurde nur im Falle eines Kulturwachstums bei $\leq 30°$ C nachgewiesen. Es handelte sich um ein **hitzestabiles Enterotoxin** ähnlich dem von E. coli.

7.5 Prognose und Therapie

Kimura et al. 1976
Raevuori et al. 1978
Zahlreiche weitere antimikrobielle Empfindlichkeitsuntersuchungen werden bei den epidemiologischen und klinischen Darstellungen (Abschnitt 7.1) mitgeteilt.

Prognose Die Prognose der Yersiniosen ist *mit Ausnahme der septisch-typhösen Verlaufsform gut*, wenn auch die akute Krankheitsphase bis zu 3–4 Wochen andauern kann. *Arthritiden* klingen innerhalb einiger *Monate* ab. Man könnte sich also auf eine dem Verlauf angepaßte symptomatische Therapie beschränken. *Ungeklärt* ist noch, *ob* eine *antibiotische Behandlung* die akute Krankheitsphase *abkürzt* und einem septischen Verlauf vorbeugen kann. Spätkomplikationen waren bisher nicht bekannt.

Kimura S, Ikeda T, Eda T, Mitsui Y, Nakata K (1976) R plasmids from Yersinia. J Gen Microbiol 97: 141–144

Übertragbare R-Faktoren Die Übertragbarkeit von R-Plasmiden auf Y. pestis und Y. pseudotuberculosis ist seit langem bekannt. Seit einigen Jahren ist auch das natürliche Vorkommen von R-Plasmiden bei Y. enterocolitica und Y. pseudotuberculosis nachgewiesen.

Die Autoren untersuchten 42 fast ausschließlich vom Schwein isolierte Stämme und fanden bei 37 Stämmen von Y. enterocolitica der Serogruppen 03, 05 und 09 viermal eine Resistenz *gegen Streptomycin*, 3mal gegen *Streptomycin* und *Tetracyclin* und einmal zusätzlich gegen *Ampicillin*. Alle fünf Y. pseudotuberculosis-Stämme waren gegen Streptomycin resistent.

Resistenz

Die Übertragbarkeit der Yersinia-R-Plasmide wurde mit E. coli-Stämmen getestet. Die nachgewiesenen R-Plasmide bei Yersinien in Japan gehören zur Incompatibilitätsgruppe N und gleichen denen von Salmonellen.

Raevuori M, Harvey SM, Pickett MJ, Martin WJ (1978)
Yersinia enterocolitica: In vitro antimicrobial susceptibility.
Antimicrob Agents Chemother 13: 888–890

Empfindlichkeit
190 vom Menschen, Abwässern sowie Wild- und Haustieren isolierte Y. enterocolitica-Stämme wurden auf ihre Empfindlichkeit gegenüber 21 antimikrobiellen Pharmaka getestet. 73 Stämme waren Rhamnose-positiv (atypisch).

Geringer Hemmkonzentrationen bedurfte es bei **Aminoglykosiden, Chloramphenicol** und **Tetracyclinen**. Nur jeweils ein Stamm war resistent gegen Polymyxin B-Sulfat und – im Gegensatz zu anderen Untersuchungen – gegen Streptomycin. Empfindlichkeit bestand weiterhin gegenüber **Kanamycin, Cefamandol, Nalidixinsäure** und **Nitrofurantoin**. Resistenzen lagen **gegen** die getesteten **Penicilline, Erythromycin, Cephalothin, Clindamycin** und **Novobiocin** vor.

Resistenz

Die aus Abwässern isolierten Stämme zeigten zum Teil eine größere Empfindlichkeit als Stämme von Mensch und Tier. Eine Aufschlüsselung nach O-Antigenserotypen wird nicht mitgeteilt.

Aus der Reihe
Pädiatrie: Weiter- und Fortbildung
Herausgeber: H. Ewerbeck

Gastroenterologie

Redaktion: R. Grüttner
Unter Mitarbeit von zahlreichen Fachwissenschaftlern
1980. 6 Abbildungen, 11 Tabellen.
Etwa 170 Seiten
DM 24,80
ISBN 3-540-10087-3

Current Concepts in Pediatric Radiology

Editor: O. Eklöf
With contributions by numerous experts
1977. 165 figures in 265 separate illustrations, 12 tables. X, 150 pages
(Current Diagnostic Pediatrics)
Cloth DM 54,–
ISBN 3-540-08279-4

H. Ewerbeck
Differentialdiagnose von Krankheiten im Kindesalter

Ein Leitfaden für Klinik und Praxis
1976. 28 Tabellen.
XIII, 263 Seiten
DM 48,–
ISBN 3-540-07527-5

R. Gädeke
Diagnostische und therapeutische Techniken in der Pädiatrie

3., völlig neubearbeitete Auflage.
1980. 278 Abbildungen.
Etwa 216 Seiten
DM 48,–
Mengenpreis ab 20 Exemplare:
DM 38,40
ISBN 3-540-09930-1

Infektions- und Tropenkrankheiten, Schutzimpfungen

Von H. Blahá, W. D. Germer, V. Hochstein-Mintzel, H. C. Huber, H. Stickl, G. T. Werner
Bandherausgeber: W. D. Germer, H. Stickl
1978. 29 Abbildungen, 11 Tabellen, 36 Nachschlagtafeln.
XII, 222 Seiten
(Taschenbücher Allgemeinmedizin)
DM 26,80
ISBN 3-540-08513-0

Neonatal Screening for Inborn Errors of Metabolism

Editors: H. Bickel, R. Guthrie, G. Hammersen
With contributions by numerous experts
1980. 61 figures, 119 tables.
XVII, 345 pages
Cloth DM 86,–
ISBN 3-540-09779-1

Therapie der Krankheiten des Kindesalters

Herausgeber: G. A. von Harnack
Mit Beiträgen zahlreicher Fachwissenschaftler
1976. 16 Abbildungen.
X, 926 Seiten
DM 96,–
ISBN 3-540-07447-3

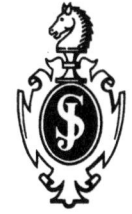

Springer-Verlag
Berlin
Heidelberg
New York

European Journal of
Pediatrics

Managing Editors: H.-R. Wiedemann (Editor-in-Chief), Kiel; H. Bickel, Heidelberg; D. Grant, London; J. M. Opitz, Madison

The European Journal of Pediatrics reports recent results of original clinical and theoretical research, enabling physicians, pediatricians, and biologists to keep abreast of developments around the world in: neonatology; normal and abnormal growth and development; nutrition; pediatric biochemistry; clinical genetics and cytogenetics; cardiology; endocrinology; gastroenterology; hematology and oncology; immunology; microbiology and epidemiology; neurology; pulmology; prevention and child health care; habilitation and rehabilitation; and many other areas.

Monatsschrift
für Kinderheilkunde

Schriftleitung: K. Betke, München; H. Bickel, Heidelberg; H. Ewerbeck, Köln; O. Hövels, Frankfurt/M.; G. Landbeck, Hamburg; K. H. Schäfer, Hamburg; H.-R. Wiedemann, Kiel

Federführende Schriftleiter: K.-H. Schäfer, H. Ewerbeck

Die Zeitschrift dient der wissenschaftlichen Information und Fortbildung. Jedes Heft berichtet aus Klinik und Praxis:
- Im „Thema des Monats" werden neue, wichtige Gebiete und Entwicklungen der Pädiatrie didaktisch einprägsam dargestellt.
- Kurzreferate über bedeutsame Arbeiten aus der internationalen Pädiatrie erweitern jeden Monat das Wissen des Lesers.
- Schwierige Krankheitsbilder werden zur Beurteilung vorgestellt.
- Aus Klinik und Forschung werden Originalarbeiten publiziert, die Bezug zu Klinik und Praxis haben.
- Eine weitere Rubrik stellt Entwicklungen auf dem Gebiet der Therapie und Prophylaxe vor und beleuchtet sie kritisch.
- Tagungsberichte, Buchbesprechungen und Hinweise zur Tagesgeschichte runden die aktuellen Informationen ab.
- Jedem Heft ist eine katalogisierte Kurzfassung der Publikationen für die Kartei des Arztes beigefügt. So wird der Fortbildungswert eines jeden Heftes erhöht.

Bitte bestellen Sie bei Ihrem Buchhändler oder direkt bei: Springer-Verlag, Wissenschaftliche Information Zeitschriften, Postfach 105 280, D-6900 Heidelberg 1

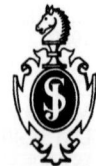

Springer-Verlag Berlin Heidelberg New York

MIX
Papier aus verantwortungsvollen Quellen
Paper from responsible sources
FSC® C105338

If you have any concerns about our products,
you can contact us on
ProductSafety@springernature.com

In case Publisher is established outside the EU,
the EU authorized representative is:
**Springer Nature Customer Service Center GmbH
Europaplatz 3, 69115 Heidelberg, Germany**

Printed by Libri Plureos GmbH
in Hamburg, Germany